栄養科学シリーズ

NEXT
Nutrition, Exercise, Rest

基礎栄養学

木戸康博・桑波田雅士・原田永勝／編　第4版

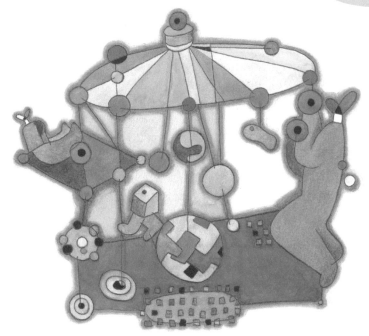

講談社

JN051327

シリーズ総編集

木戸　康博　京都府立大学　名誉教授
宮本　賢一　龍谷大学農学部食品栄養学科　教授

シリーズ編集委員

河田　光博　佛教大学保健医療技術学部　教授
桑波田雅士　京都府立大学大学院生命環境科学研究科　教授
郡　　俊之　甲南女子大学医療栄養学部　教授
塚原　丘美　名古屋学芸大学管理栄養学部　教授
渡邊　浩幸　高知県立大学健康栄養学部　教授

執筆者一覧

青井　　渉　京都府立大学大学院生命環境科学研究科　准教授(7)
岡部　晋彦　桜の聖母短期大学生活科学科　准教授(6)
金子　一郎　兵庫県立大学環境人間学部食環境栄養課程　准教授(13)
叶内　宏明　大阪公立大学生活科学部食物栄養学科　教授(10)
木戸　康博＊京都府立大学　名誉教授(1，4)
桑波田雅士＊京都府立大学大学院生命環境科学研究科　教授(17)
小林ゆき子　京都府立大学大学院生命環境科学研究科　講師(5.5)
白神　俊幸　長野県立大学健康発達学部食健康学科　准教授(8)
鈴木　　公　元龍谷大学農学部食品栄養学科　教授(10)
鈴木　太朗　龍谷大学農学部食品栄養学科　講師(2)
高橋　史江　関東学院大学栄養学部管理栄養学科　教授(14)
原田　永勝＊島根県立大学看護栄養学部健康栄養学科　教授(9，11)
福渡　　努　滋賀県立大学人間文化学研究院　教授(12)
藤井　康弘　別府大学　名誉教授(15)
松本　義信　川崎医療福祉大学医療技術学部臨床栄養学科　准教授(16)
眞鍋　祐之　元長崎国際大学健康管理学部健康栄養学科　教授(3)
南　　久則　神戸学院大学栄養学部栄養学科　教授(5.1〜5.4)

（五十音順，＊印は編者，かっこ内は担当章・節）

第4版 まえがき

　栄養とは，体外から生存に必要な物質を取り込み，それらを代謝することにより発育，発達し生命を維持していく営みです．栄養学では，摂取した食品の栄養成分が生体構成成分へ代謝変換され，さらに臓器間の連携により体内で相互変換が行われるという一連の栄養代謝の全体像を人間の個体レベルでとらえています．すなわち栄養学とは，人間と食物の相互関係を明らかにする学問といえます．

　1998年に上梓しました『栄養学総論』は，これらの視点に基づき編集され，2003年には，この基本的なコンセプトを踏襲しながらも内容を一新し，『基礎栄養学』として世に送り出しました．その後，「日本人の食事摂取基準(2010年版)」に準拠して第2版に，「日本人の食事摂取基準(2015年版)」に準拠して第3版に，そしてこのたび「日本人の食事摂取基準(2020年版)」に準拠して，第4版に改訂いたしました．

　基礎栄養学とは，まさしく栄養学の基本となり礎となる領域です．本書では，栄養学の基本概念を理解したうえで，人間が食事をとり，摂取した栄養素が吸収され代謝される過程，各々の栄養素が身体に及ぼす影響，そして栄養と遺伝素因との関係を理解できるように構成しました．栄養不良の二重負荷(DBM)という低栄養と過剰栄養が混在する複雑な栄養問題をかかえる近年において，健康の保持・増進，疾病の発症予防・重症化予防，疾病の治療ならびにフレイル・サルコペニア予防に取り組むために必要となる基礎的な栄養の知識を集約しました．

　本書が，各執筆者の多大な協力を得て出版に至ったことをここに記し，貴重な時間を割いていただいた各執筆者に深く感謝いたします．読者諸氏には，本書の不備な点について，ご叱正とご意見を賜りますように切にお願いする次第です．

　最後に，本書改訂に尽力頂きました講談社サイエンティフィク神尾朋美氏に敬意を表すとともに，あらためて厚くお礼申し上げます．

　　2020年2月

編者　木戸　康博
　　　桑波田雅士
　　　原田　永勝

栄養科学シリーズ NEXT
新期刊行にあたって

　「栄養科学シリーズNEXT」は，"栄養Nutrition・運動Exercise・休養Rest"を柱に，1998年から刊行を開始したテキストシリーズです．2002年の管理栄養士・栄養士の新カリキュラムに対応し，新しい科目にも対応すべく，書目の充実を図ってきました．新カリキュラムの教育目標を達成するための内容を盛り込み，他の専門家と協同してあらゆる場面で健康を担う食生活・栄養の専門職の養成を目指す内容となっています．一方，2009年，特定非営利活動法人日本栄養改善学会により，管理栄養士が備えるべき能力に関して「管理栄養士養成課程におけるモデルコアカリキュラム」が策定されました．本シリーズではこれにも準拠するべく改訂を重ねています．

　この度，NEXT草創期のシリーズ総編集である中坊幸弘先生，山本茂先生，およびシリーズ編集委員である海老原清先生，加藤秀夫先生，小松龍史先生，武田英二先生，辻英明先生の意思を引き継いだ新体制により，時代のニーズと栄養学の本質を礎にして，改めて，次のような編集方針でシリーズを刊行していくこととしました．

　・各巻ごとの内容は，シリーズ全体を通してバランスを取るように心がける
　・記述は単なる事実の羅列にとどまることなく，ストーリー性をもたせ，学問
　　分野の流れを重視して，理解しやすくする
　・レベルを落とすことなく，できるだけ平易にわかりやすく記述する
　・図表はできるだけオリジナルなものを用い，視覚からの内容把握を重視する
　・4色フルカラー化で，より学生にわかりやすい紙面を提供する
　・管理栄養士国家試験出題基準(ガイドライン)にも考慮した内容とする
　・管理栄養士，栄養士のそれぞれの在り方を考え，各書目の充実を図る

　栄養学の進歩は著しく，管理栄養士，栄養士の活躍の場所も益々グローバル化すると予想されます．最新の栄養学の専門知識に加え，管理栄養士資格の国際基準化，他職種の理解と連携など，新しい側面で栄養学を理解することが必要です．本書で学ばれた学生達が，新しい時代を担う管理栄養士，栄養士として活躍されることを願っています．

シリーズ総編集　　木戸　康博
宮本　賢一

基礎栄養学 第4版 —— 目次

1. 栄養

1.1 栄養・栄養素・食物・食事

　人類に限らず，生命あるものは個体を維持するために栄養が不可欠である．

　栄養（nutrition）とは，生体が生存に必要な物質を体外から取り入れて，それらを代謝することにより，成長（発育，発達）し，生命を維持していく営みである．外部から取り込んだ物質を体成分やエネルギーに変換することを同化（anabolism）といい，逆に体成分を分解して排泄することを異化（catabolism）という．この同化と異化を合わせて代謝（metabolism）という．

　私たちは通常，食品を食物として調理・加工し，食事として摂取している．それらの中で生体にとって必要な物質を栄養素（nutrient）という．栄養素は化学構造と生理作用から，五大栄養素として炭水化物（糖質＋食物繊維），脂質，タンパク質，ビタミン，ミネラル（無機質）に分類されている．

1.2 栄養学を構成する学問構造

　栄養学（nutrition, dietetics）は，食べることにかかわる社会や環境の分野，摂取する側の人体に関する分野，食物に関する分野，という3つの分野から構成されている（図1.1）．したがって，全人栄養学の視点から栄養学を捉えなければならない．栄養学は，基礎分野で蓄積された科学的根拠に基づき社会で実践活動し，社会に貢献することを目的とする学問である．

　社会や環境の分野では，人々が健康な食生活を実践することによって栄養学の目的が達成されるので，経済的事情や生活環境，さらには対象者の生活スタイルを視野に入れた栄養学でなければ現実性を欠いたものとなる．

図 1.1 栄養学の構成

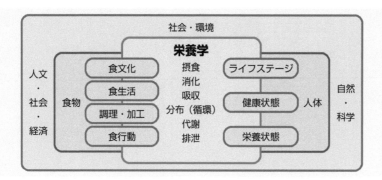

　人体に関する分野では，食物の摂取，摂取した食物の消化と吸収，代謝，排泄，生体への影響などについて，身体状況や生活活動を踏まえて，ライフステージ別に明らかにされなければならない．分子生物学の進歩によって，栄養現象の解明が，これまでの個体レベルから細胞レベルや遺伝子レベルでも行われるようになってきた．しかし，そうした研究の進め方であっても，最終的には個体レベルでの栄養現象につながる成果であることが大切である．

　食物に関する分野では，食品に含まれる成分，食品の生産や加工，さらにはライフステージや健康状態，栄養状態など，摂取目的を考慮した献立と調理法などが明らかにされる必要がある．

1.3 栄養学は人間と食物の相互関係を明らかにする学問

　栄養学は，狭義には栄養素と人間の直接的なかかわりを解明する学問である．基礎栄養学では，生存に必要な物質を外部から取り込んだ後の栄養素の代謝について，また，外部からの栄養素の供給がない時の栄養素の代謝について理解することを目的としている．

　人間の栄養学では単に生存することだけを目的とするものではない．健康で快適な生活を全うしたいとする願いは，時代を越えて人類共通の願いである．現在は，観察，調査，分析，研究，評価が確立して，根拠に基づく栄養学（evidence based nutrition：EBN）と，物語に基づく栄養学（narrative based nutrition：NBN）の重要性が注目されている．

　空腹をただ満たして生きるためだけでなく，生涯を通じて健康に過ごすという積極的な目的をもった学問として，栄養学は人間と食物の相互関係を総合的に明らかにし，人々の健康の保持・増進，疾病の発症予防・重症化予防，フレイル（虚弱：frailty）予防などに寄与する．

1.4 これからの栄養学

　世界的な視野から眺めると，持続可能な社会の実現を目指して，人々が生存するために解決しなければならない栄養課題が存在している．かつては，日本においても栄養素の摂取不足・欠乏に関連した栄養課題への対応が栄養学の重要な課題となっていた．しかし，経済が急速に発展した1960年代後半から人々の食生活が豊かになるとともに，食事の欧米化が進み，過剰摂取・偏食の時代を迎える．そして，日本食（和食）は，世界に誇れる栄養バランスの良いものとされた．変遷する栄養課題に対して適切な栄養改善活動を行うことにより，日本における疾病構造にも大きな変化をもたらした．

　必要な栄養素がほぼ明らかとなった現在，これからの栄養学は，人々の健康な生涯を確保するために，ライフステージの各段階や生活スタイルに対応した適切な食べ方の解明が重要な課題となっている．

　現在の世界と日本での栄養課題としては，栄養の過不足が混在する栄養不良の二重負荷（DBM）が挙げられる．たとえば，若年女子ではやせと低出生体重児，中高年者では肥満とメタボリックシンドローム，高齢者ではタンパク質・エネルギー栄養不良（PEM）やフレイル，サルコペニアなどの栄養課題である．望めば入手できるわが国の食料供給環境の中で，こうした低栄養と過剰栄養の人々が混在する状況が生まれている．また，さまざまな情報が氾濫している中で，正しい知識と情報が重要であり，情報リテラシー（literacy）実践のためには，管理栄養士の役割が欠かせない．

　一方では，分子生物学の進歩に伴って病気に関係する遺伝子がつぎつぎに発見されている．こうした遺伝子が病気を発症させるまでにはさまざまな環境要因が影響することも明らかになり，食生活は特に重要な環境要因であることが認識されている．また，人工知能（AI）を有効に活用するためにも，栄養学の基礎研究並びに実践研究を積極的に進めなければならない．

DBM：double burden malnutrition
PEM：protein energy malnutrition

AI：artificial intelligence

1）栄養とは，体外から生存に必要な物質を摂取して，それらを利用して生命を維持していく営みである．
2）栄養素とは，生命を維持するために必要な摂取すべき物質である．
3）栄養学とは，人間と食物の相互関係を明らかにする学問である．
4）栄養学の基本は，社会環境，人体，食物から構成される．

---

2. 栄養学史

日々摂取する食物中の栄養素と、ヒトの体の健康や病気が密接に関係することは、経験的にも古来より知られていた。西洋医学の概念を確立したギリシャのヒポクラテス(BC 5世紀ごろ)は、体を構成する4つの液体(血液・粘液・黄胆汁・黒胆汁)が食物に由来し、このバランスの乱れが病気を引き起こすため、食事により体の自然治癒力を高めることの重要性を『古い医術について』で論じた。東洋医学では、中国・周時代(BC11〜3世紀)の書より、医師には疾医(現在の内科医)、瘍医(外科医)、獣医、食医の4種類があり、「食医」は医師の中で最も位が高く、食事によって、未病(軽い症状の状態)の治療をし、聖人として敬意が注がれていたとされている。古くより栄養食事療法が非常に重要視されていたことがうかがえる。

その後、近代科学の発展とともに今日の栄養学が確立され始めたのは18世紀以降であり、炭水化物、脂質、タンパク質のエネルギー産生栄養素(三大栄養素)と、ビタミン、ミネラルを加えた五大栄養素の概念が構築された。栄養学の歴史を知ることは先人たちのたゆまぬ努力と研鑽により現在の栄養学の概念ができあがっていくプロセスに触れることができ、新たな知見を得る研究のヒントとなるなど、意義深いものである。

2.1 エネルギー代謝，BMI（体格指数）の研究史

A. エネルギー代謝

エネルギー代謝の概念の基礎を作ったのは近代化学の父と称され、質量保存法則や酸素の発見に寄与したフランスの化学者ラボアジエである（表2.1）。物質が空気中の酸素と反応して重くなることや、熱や光が発生する現象より、燃焼とは「酸素との結合である」と結論した。また、天文学者であるラプラスとともに氷熱量計を使って、動物から熱が発生していることを定量的に明確に測定した。

ラボアジエ（Antoine Laurent Lavoisier）

ラプラス（Pierre-Simon Laplace）

表 2.1 栄養学の研究史	西暦 (年)	研究者	事項
	1778	ラボアジエ	近代化学の父，生体エネルギー代謝の基礎，呼吸燃焼
	1814	シュブルイェ	脂肪は脂肪酸とグリセロールからなることを発見
	1827	プラウト	三大栄養素に相当する概念を提唱
	1835	ケトレー	体格指数（BMI）を考案
	1836	ブサンゴー	窒素平衡の概念を提唱
	1838	ミュルダー	タンパク質を Protein と命名する
	1840	リービッヒ	有機化学の父，タンパク質分解の生理的意義
	1844	ベルナール	膵液に脂肪を脂肪酸とグリセロールに分解作用があることを発見
	1880	ムンク	脂肪酸は体内にて中性脂肪となり，リンパ管に入ることを発見
	1881	フォイト	エネルギー代謝，栄養摂取量の測定
	1883	ルブナー	特異動的作用（食事誘発性熱産生）（7.2c），ルブナーの係数（エネルギー産生栄養素の生理的燃焼価）
		ケルダール	タンパク質を硫酸分解する湿式窒素定量法を開発
	1884	高木兼寛	航海中の食事介入（改善）により脚気激減
	1895	アトウォーター	アトウォーターのエネルギー換算係数
	1897	エイクマン	脚気を防ぐ成分が米糠に存在する
	1905	クヌープ	β 酸化説の提唱
	1906	ホプキンス	ビタミン研究の端緒
	1908	マッカラム	カルシウムの必須性
	1911	鈴木梅太郎	抗脚気因子のオリザニン（ビタミン B_1）を米糠から単離
	1912	フンク	ビタミン（Vitamine）を命名（その後ビタミン（vitamin）に変更）
	1916	デュボア兄弟	身長・体重より体表面積の推定式を考案
	1919	メンデルとオズボーン	タンパク質効率比（PER）の考案
	1920	佐伯矩	国立栄養研究所設立，1924 年には栄養士養成施設を設立
	1921	マイヤーホフとエムデン	解糖系の代謝経路の詳細を明らかにした
	1923	ミッチェル	生物価（BV）の概念
	1929	バー夫妻	必須脂肪酸の発見
		コリ夫妻	乳酸の代謝経路（コリ回路）の発見
	1932	クレブス	尿素回路の発見
	1935	ダム	ビタミン K の発見
		ローズ	トレオニン（スレオニン）の発見
	1936	古沢一夫	エネルギー代謝率（RMR）
	1937	クレブス	クエン酸回路（TCA 回路）の発見
	1939	シェーンハイマー	タンパク質代謝（一元説）
	1949	ローズ	成人男性の不可欠アミノ酸（必須アミノ酸）必要量決定
	1952	リネン	アセチル CoA の発見
	1962	ニール	倹約遺伝子仮説を提唱
	1968	ダドリック	中心静脈栄養法の確立

1778年には動物は呼吸により空気中から酸素を取り入れ，体内でそれを消費し，熱を産生して二酸化炭素を排出すると考えた．その結果，呼吸作用もゆるやかな燃焼であることを見出した．

1824年にフランスの化学者クレメントが，水の温度を上げるのに必要な熱量をカロリーと命名し，英国の物理学者ヤングやジュールにより熱とエネルギーの概念が確立されていった．1848年にフランスの生理学者リグノーらは，動物の呼吸を閉鎖系呼吸装置で精密に測定し，吸入した酸素の体積と呼気に排出される二酸化炭素の体積比「呼吸商RQ：respiratory quotient」が食物により変化することを発見した．

1866年には英国の化学者フランクランドは食品から熱が発生することを確認し，ボンベ熱量計(bomb calorimeter)で，各種食品の熱量を測定し，1 gあたり砂糖3.348 kcal，バター7.264 kcal，卵白4.896 kcalを得た．19世紀末ごろ，ドイツの生理学者ルブネルは，さらに考えを発展させ，エネルギー産生栄養素の生理的燃焼価を，糖質4.1 kcal/g，脂肪9.3 kcal/g，タンパク質4.1 kcal/gと提唱した．また，おもにタンパク質摂取の食事に伴う熱発生である特異動的作用(SDA：specific dynamic action，現在の食事誘発性熱産生DIT：diet induced thermogenesis)を示した．ほかに，恒温動物の代謝量は体重よりも体表面積に比例することや同一のエネルギー量であれば，エネルギー源として糖質・脂肪は交換可能というエネルギー等価の法則を論じた．

1895年に米国の化学者アトウォーターらは，主要食品の物理的燃焼価に消化吸収率を考慮した実用的な栄養素のヒトの生理的燃焼価として，糖質4 kcal/g，脂肪9 kcal/g，タンパク質4 kcal/gと提唱した．これは，アトウォーター係数といわれ，現在も食品や食事のエネルギー換算に使用されている．

B.　BMI（体格指数）

現代の栄養学において重要なBMI (body mass index：体格指数)を考案したのは，ベルギーの天文学・統計学者であるケトレーである．当時，独立国家となり間もないベルギーの国民や兵士の体格を調査し，肥満などの健康状態を評価する必要があったが，体重のみでは適切でないと考えた．天文学者でもあったケトレーはリンゴが木から落ちる現象や，地球の周りをまわる月の運動を表すニュートンの万有引力の法則に現れる式の形に注目し，体重(kg)と身長(m)についてBMI (kg/m²)を考案したとされる．

その後，BMIはあまり活用されることはなかったが，1972年に米国の生理学者キースが，BMIは肥満や体脂肪率との関連が強く，健康リスクの重要な指標となることを指摘し，再び注目された．各国のコホート研究などによってBMI 22 kg/m² 付近において疾病・死亡率が最も下がるなどの詳細な研究が進み，現

クレメント（Nicolas Clément）
ヤング（Thomas Young）
ジュール（James Prescott Joule）
リグノー（Henri Victor Regnault）

フランクランド（Edward Frankland）

ルブネル（Max Rubner）

アトウォーター（Wilbur Olin Atwater）

ケトレー（Adolph Quételet）

キース（Ancel Keys）

在では食事摂取基準や肥満判定など世界中で広く活用されている.

2.2 | 炭水化物，脂質，タンパク質の研究史

プラウト（William Prout）

1827年に英国の化学者プラウトは，牛乳から，糖（saccharinous），油状（oily），卵白様（albuminous）物質の3つを分離し，食品を炭水化物，脂肪，タンパク質に分類することを提唱し，現在のエネルギー産生栄養素に相当する概念が生まれた.

A. 炭水化物

レーウェンフック（Antonie van Leeuwenhoek）

マルクグラーフ（Andreas Sigismund Marggraf）

キルヒホフ（Gottlieb Sigismund Constantin Kirchhoff）

ゲーリュサック（Joseph Louis Gay-Lussac）

ベルナール（Claude Bernard）

フィッシャー（Hermann Emil Fischer）

エムデン（Gustav Embden）

マイヤホーフ（Otto Fritz Myerhof）

コリ夫妻（Carl and Gerti Cori）

クレブス（Sir Hans Adolf Krebs）

リップマン（Fritz Lipmann）

1680年ごろ，オランダの科学者レーウェンフックが顕微鏡を発明して，植物の組織観察よりデンプン粒を確認した. 1747年にはドイツの化学者マルクグラーフが干しブドウからグルコース（ブドウ糖）を単離した. 1811年にはロシアの化学者キルヒホフが，デンプンを希硫酸で加水分解し，グルコースを生成した. その後，1836年にフランスの化学・物理学者ゲーリュサックらによりデンプンや砂糖の元素分析がなされ，分解により糖を生成する物質は炭水化物と呼ばれるようになった.

1856年に，フランスの生理学者ベルナールは，栄養状態がよい動物の肝臓にはグリコーゲンが貯蔵されていることを発見し，唾液や膵液によりマルトース（麦芽糖）に分解されることを見出した. 1880年ごろ，ドイツの化学者フィッシャーはグルコースなどの単糖類の構造決定やフィッシャー投影式を発案し，糖類の研究に貢献した（1902年ノーベル化学賞）. 1908年ごろ，ドイツの生化学者エムデンとマイヤホーフはグルコースからピルビン酸への代謝経路など解糖系の詳細について明らかにした（1922年マイヤホーフ，ノーベル医学生理学賞）.

1929年に，チェコ出身で米国の生化学者コリ夫妻は解糖系と乳酸の代謝経路の研究より，コリ回路を発見した（1947年ノーベル医学生理学賞）. 1937年にドイツ出身で英国の生化学者クレブスはクエン酸回路（TCA回路）を発見した（1953年ノーベル医学生理学賞）. 1950年にはドイツ出身で米国の生化学者リップマンは，エネルギーや糖の代謝中間物であるアセチルCoAを発見した（1953年ノーベル医学生理学賞）.

B. 脂質

シュブルイエ（Michel Eugène Chevreul）

ムンク（Immanuel Munk）

1814年にフランスの化学者シュブルイエが，中性脂肪がグリセロールと脂肪酸からなることを明らかにした. 1844年，ベルナールは膵液に脂肪をグリセロールと脂肪酸に分解する作用があることを発見した. 1880年，ドイツの生理学者ムンクは，脂肪酸は体内に吸収されると中性脂肪となり，リンパ管に入ることを

発見した.

　1905年，ドイツの生化学者クヌープが脂肪酸のβ酸化説を提唱した．1929～1932年，米国の生化学者バー夫妻はシロネズミの飼育実験からリノール酸，α-リノレン酸は必須の脂肪酸であることを示した．1952年に，ドイツの生化学者リネンが，脂肪酸のβ酸化によるアセチルCoAの生成を提示し，その後，生体内における脂肪酸やコレステロールの代謝機構を解明した（1964年ノーベル医学生理学賞）.

クヌープ（Franz Knoop）

バー夫妻（George and Mildred Burr）

リネン（Feodor Lynen）

C.　タンパク質

　1836年にフランスの化学者ブサンゴーは，摂取した窒素量と排泄された窒素量を比較する窒素平衡の概念を提唱した．1838年にオランダの化学者ムルダーは，卵白様物質（含窒素化合物）をギリシャ語で「（生体に）第一に重要なもの」を意味する「proteios」からProteinと名づけた．1840年にドイツの化学者リービッヒは，食品中の窒素がタンパク質に由来することを見出した．1883年にデンマークの化学者ケルダールは，タンパク質を硫酸で分解し，窒素を定量する方法を開発した.

ブサンゴー（Jean Baptiste Boussingault）

ムルダー（Gerardus Johannes Mulder）

リービッヒ（Justus von Liebig）

ケルダール（Johan Kjeldahl）

　英国の生化学者ホプキンスが，1901年にトリプトファンを発見し，1906年に不可欠アミノ酸（必須アミノ酸）の生理的効果を確認した．1932年にはクレブスにより尿素回路が発見された．また1935年，米国の生化学者ローズは窒素出納法を用いて，まだ未発見であった最後の不可欠アミノ酸であるトレオニン（スレオニン）を発見し，生体に不可欠アミノ酸，可欠アミノ酸（非必須アミノ酸）の概念が確立された.

ホプキンス（Frederick Hopkins）

ローズ（William Rose）

2.3 ｜ ミネラル，ビタミンの研究史

A.　ミネラル（無機質）

　1748年にスウェーデンの鉱物学者ガーンは，骨の主成分がリン酸カルシウムであることを発見した．1862年ごろ英国の物理学者ストークスらは，血液中の鉄化合物が酸素に結合することを証明し，生物にとって鉄が重要な物質であることを示した．1873年にドイツの生理学者フォルスターは，ミネラルを含まない飼料を与えたイヌが絶食のイヌより早く死亡するため，ミネラルが生命に必須であることを提唱した．1929年ドイツの生化学者ローマンらは，筋肉の抽出物からアデノシン三リン酸（ATP）を発見し，リンがエネルギー代謝や筋肉に不可欠であると考えた.

ガーン（Johan Gottlieb Gahn）

ストークス（Sir George Gabriel Stokes）

フォルスター（J. Forster）

ローマン（Karl Lohmann）

B. ビタミン

歯ぐきなどから出血する病気（ビタミンC欠乏による壊血病（かいけつびょう））に類似した症状は，古代ローマ時代より記されているが，明確に壊血病の記録があるのは15世紀の大航海時代以降で，船乗りたちに不治の病として恐れられていた．18世紀の中ごろ，英国の海軍軍医リンドは，航海中の乗組員に多く発生する壊血病に新鮮な柑橘類や野菜を食べることが有効と報告し，のちに英国海軍は食事に柑橘類ライム果汁を導入した．

リンド
(James Lind)

1884年に日本の海軍軍医である高木兼寛（たかぎ かねひろ）は，遠洋航海中の軍艦（筑波）乗組員の食事を和食から洋食に切り替え，タンパク質と野菜を多くした改善食を与える食事介入試験により，脚気（かっけ）の発生を予防することに成功した．この介入研究により高木は，脚気は栄養欠乏によって起こるという説を発表した（このビタミン学での功績が国際的に称えられ，南極大陸に高木岬と命名された岬がある）．1897年にはオランダの生理学者エイクマンが，東南アジアでの脚気研究からニワトリの餌を白米にすると脚気のような症状（欧米ではberiberi）が現れることに気付き，この症状は米糠を与えると改善することを示唆した．

エイクマン(Chris-tiaan Eijkman)

1906年にホプキンスは，ラットが炭水化物，脂質，タンパク質，ミネラルからなる飼料では長期間生存できないが，牛乳を加えると生存できることを発見し，牛乳には未知の生物に必要な物質が含まれていると考えた．

1911年に日本の農芸化学者である鈴木梅太郎は，米糠（こめぬか）から抗脚気因子を分離・抽出し，アベリ酸（beriberiに抗するという意味のaberic acid）と命名し，ビタミンの概念を提示した．アベリ酸はのちにオリザニン（Orizanin）と称され，現在のビタミンB$_1$に相当するものである．同じころポーランドの生化学者フンクも，抗脚気因子を抽出し，この物質を「Vital」＋「Amine」（生命に必要なアミン）でVitamineと命名し，今日のビタミン(vitamin)という名称になった．

フンク
(Casimir Funk)

「抗神経炎ビタミンの発見」への貢献として，1929年ノーベル医学生理学賞が授けられたのはホプキンスとエイクマンのみであった．高木兼寛，鈴木梅太郎の業績に対しては欧米からのさまざまな意見や日本国内からも反発があり，十分な推薦が得られなかったため，受賞が見送られたといわれている．

マッカラム(Elmer McCollum)
セント゠ジェルジ・アルベルト(Na-gyrápolti Szent-Györgyi Albert)
ダム
(Carl Peter Henrik Dam)

米国の生化学者マッカラムは，1917年にビタミンAを，1925年にビタミンDを発見した．1931年にハンガリー出身の米国の生化学者セント゠ジェルジはビタミンCを発見し，抗壊血病因子であることを明らかにした（1937年ノーベル医学生理学賞）．1935年にデンマークの生化学者ダムは，血液凝固に関連するビタミンKを発見した（1943年のノーベル医学生理学賞）．

2.4 わが国の栄養学史

　平安時代の書物には，白米ばかりを食べていた貴族階級に脚気に近い症状の記述が見られる．江戸時代以降，江戸や大坂の都市部にて白米を食べる文化が浸透し，脚気患者が増え，「江戸わずらい」と称された．貝原益軒の『養生訓』では経験に基づいて，食事や栄養と健康法について記されている．脚気は明治期になっても多くの患者，死者を出しており，日本人にとって脚気は結核と並び二大国民病であった．富国強兵策を進める明治政府においては，脚気の予防・治療は最重要課題であった．前節で述べたように脚気栄養欠乏説を唱えた高木兼寛によって海軍では栄養改善食が導入され，脚気で死亡するものはほとんど見られなくなった．

　一方，陸軍軍医総監で小説家でもあった森林太郎（森鷗外）は，脚気病原菌説に立ち，『日本兵食論』などを発表したが，陸軍においては長らく栄養改善食は導入されず，日露戦争では陸軍兵士の戦死者よりも多い3万人もの兵士が脚気により死亡したといわれている．1934年に島薗順次郎は，臨床実験研究より脚気はビタミンB_1欠乏症であることを明らかにした．

　明治維新後，近代科学を導入した日本では前節のビタミン研究以外にも高峰譲吉のアドレナリン研究，池田菊苗のグルタミン酸研究など世界的な研究成果が続々と発表された．

　1914年には佐伯矩が，世界初となる私立の栄養研究所を設立，1920年には国立の栄養研究所の初代所長となる．その後，1924年に栄養士養成施設を設立し，栄養士を養成した．第二次世界大戦前後，食料不足から栄養失調に陥る人々も多く，栄養学と栄養士の重要性が増し，1945年に日本栄養士会が設立され，1947年に「栄養士法」が，1952年には「栄養改善法」（2003年に「健康増進法」に改称）が制定された．1962年には児玉桂三，香川綾の尽力により管理栄養士制度が始まり，管理栄養士養成校が創設された．

　近年では「健康増進法」（2002年制定，2003年施行）の制定や，EBNに基づいた食事摂取基準の策定など，生活習慣病の一次予防を含めた健康増進，超高齢社会に対応した健康寿命の延伸，国民医療費増大の抑制などのため，基礎および実践研究の両面においてさらなる栄養学の発展が期待されている．予防医療の充実を担う栄養・食事の専門職として，三千年前の「食医」以上のことが，現代の管理栄養士・栄養士に求められている．

3. | 栄養と食生活

3.1 | 健康と食生活

　食物が，体を動かす源であり，エネルギーの源であることは，紀元前4世紀にヒポクラテスによって認識されていた．彼は，医学に関する小冊子の中で，食品と栄養（素）について25におよぶ勧告を与えている．その勧告は，さまざまな意味において，今日でも当を得たもので，食生活指針にも反映されている．

A. 食事摂取基準と食生活指針

a. 食事摂取基準

　ヒトが健康を維持・増進し，十分な生活活動を営むために，どのような栄養素をどれだけ摂取すればよいかという基準を示したものが食事摂取基準である．日本人の食事摂取基準は，食料事情や生活様式などの生活環境の変化に伴い，あるいは国民の体位ならびに健康状態にしたがい，さらに医学，栄養学などの学問の進歩に基づき改定されてきた．

　2020（令和2）年度から2024（令和6）年度まで5年間使用される日本人の食事摂取基準（2020年版）では，栄養素欠乏症だけでなく，過剰摂取による健康障害ならびに生活習慣病の発症予防と重症化予防に加え，高齢者の低栄養予防やフレイル予防も視野に入れて摂取量の範囲が示されている．食事摂取基準として，エネルギーについては1種類（体格），栄養素については5種類（推定平均必要量，推奨量，目安量，耐容上限量，目標量）の指標が設定されている（図3.1，表3.1）．

b. 食生活指針

　食生活指針そのものは，栄養学や公衆衛生学の分野では新しいものではなく，100年以上にわたる健康政策の1つである．健康を維持・増進するための食生活ガイドラインや疾病予防のためのガイドラインは公衆保健政策の一部である．こ

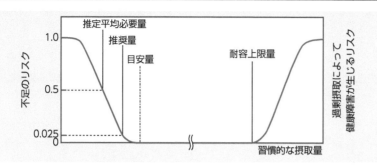

図 3.1　食事摂取基準
目標量については，推奨量または目安量と現在の摂取量中央値などから決められたため，ここでは図示できない．

体格（BMI）	エネルギー摂取量および消費量のバランス（エネルギー収支バランス）の維持を示す指標として，体格（body mass index：BMI）を採用
推定平均必要量（EAR）	ある母集団における必要量の平均値の推定値．当該集団に属する50%の人が必要量を満たすと推定される1日の摂取量
推奨量（RDA）	ある母集団に属するほとんど（97〜98%）の人において1日の必要量を満たすと推定される1日の摂取量．理論的には「推定平均必要量＋標準偏差の2倍（2SD）」として算出
目安量（AI）	推定平均必要量を算定するのに十分な科学的根拠が得られない場合に，特定の集団がある一定の栄養状態を維持するのに十分な1日の摂取量
耐容上限量（UL）	健康障害をもたらすリスクがないとみなされる習慣的な摂取量の上限を与える量
目標量（DG）	生活習慣病の発症予防を目的として，特定の集団において，その疾患のリスクや，その代理指標となる生体指標の値が低くなると考えられる栄養状態が達成できる量．現在の日本人が当面の目標とすべき摂取量．また，生活習慣病の重症化予防およびフレイル予防を目的とした量を設定できる場合は，発症予防を目的とした量（目標量）とは区別して示す

表 3.1　日本人の食事摂取基準（2020 年版）設定指標
EAR：estimated average requirement, RDA：recommended dietary allowance, AI：adequate intake, UL：tolerable upper intake level, DG：tentative dietary goal for preventing life-style related diseases

れらは，科学的根拠に基づくばかりでなく，さまざまな理由によって制度化される政策的な配慮も含む一般国民のための助言である．

　最近の食生活では，エネルギー摂取の過不足や栄養素バランスの偏り，生活習慣病の増加，食料自給率の低下，資源の浪費などの問題が挙げられる．こうした状況をふまえて，2000年3月に文部省・厚生省・農林水産省によって食生活指針がまとめられ，2016年6月に一部改正された（表3.2）．

　今後，国民に対する食事と健康に関する将来の見通しや確信を与えるガイドラインや，栄養（素）が密接にかかわっている慢性疾患や退行性疾患の予防のための食生活についての手引きが必要である．健康の維持・増進には食生活全体の調和が重要であり，あたかも疾病を予防するよい食品と，疾病を助長する悪い食品が

表 3.2　食生活指針
資料：文部省・厚生省・農林水産省，2000 年（2016 年一部改正）

・食事を楽しみましょう	・野菜・果物，牛乳・乳製品，豆類，魚なども組み合わせて
・1日の食事のリズムから，健やかな生活リズムを	・食塩は控えめに，脂肪は質と量を考えて
・適度な運動とバランスのよい食事で，適正体重の維持を	・日本の食文化や地域の産物を活かし，郷土の味の継承を
・主食，主菜，副菜を基本に，食事のバランスを	・食料資源を大切に，無駄や廃棄の少ない食生活を
・ごはんなどの穀類をしっかりと	・「食」に関する理解を深め，食生活を見直してみましょう

3.　栄養と食生活

あると意味もなく信じ込ませることになってはならない.

3.2 疾病と食生活

　日本人の死因の年次推移を図3.2に，2018（平成30）年の死因順位を表3.3に示した．昭和初期まで上位を占めていた感染症や脳血管疾患が激減し，悪性腫瘍や動脈硬化性疾患による死亡が増加してきた．生活環境の整備や食生活の変化，栄養状態の変化により，健康状態および疾病構造が変化してきた.

　栄養不良時には，免疫系が障害され，感染症に対する抵抗性が減弱する．ビタミンAやB_6の欠乏はリンパ球の機能を障害し，免疫機能を低下させる．ビタミンCやEなどは抗酸化作用により免疫機能を増強する．また，高脂肪食の摂取により免疫系，特にT細胞の機能が抑制される．さらに，脂肪の摂取が多すぎると，乳がんの発生率が増大することが疫学的に明らかにされている．このように，栄養素摂取の過不足は，機能障害や疾病の原因となるので，体のおかれた状況と代謝特性を考慮し，適切な栄養素を摂取するように心がけるべきである.

図3.2　主要死因別にみた死亡率（人口10万対）の年次推移
資料：厚生労働省「人口動態統計」

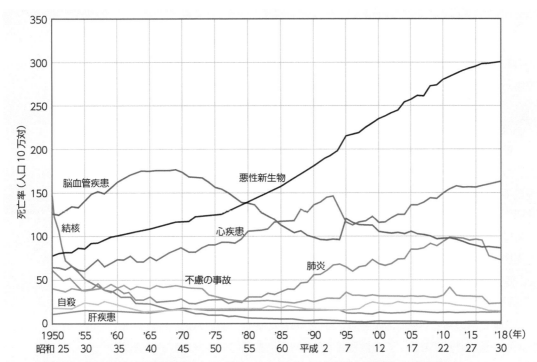

注：1995年からICD-10の死因分類が適用されている．ICD-9をICD-10に対応させる名称は下記の通り.
　「肺炎」←「肺炎及び気管支炎」（分類変更），「不慮の事故」←「不慮の事故及び有害作用」（名称変更のみ），「肝疾患」←「慢性肝疾患及び肝硬変」（分類変更）．ICD：International Statistical Classification of Diseases and Related Health Problems, 疾病および関連保健問題の国際統計分類
1994年までの死亡率は旧分類によるものである.

表3.3　平成30年の死因順位
資料：厚生労働省「人口動態統計」

死亡順位	死因	死亡数（人）	死亡率（人口10万対）	死亡総数に占める割合（％）
第1位	悪性新生物	373,584	300.7	27.4
2	心疾患	208,221	167.6	15.3
3	老衰	109,605	88.2	8.0
4	脳血管疾患	108,186	87.1	7.9
5	肺炎	94,661	76.2	6.9
6	不慮の事故	41,238	33.2	3.0
7	腎不全	26,081	21.0	1.9
8	自殺	20,031	16.1	1.5
9	大動脈瘤及び解離	18,803	15.1	1.4
10	肝疾患	17,275	13.9	1.3

3.3 加齢と食生活

　平成30年簡易生命表によると，日本人の平均寿命は男性81.25歳，女性87.32歳と長寿である．また，日本人の体位は，戦後急速に向上し，発育の早期化，加速化が見られる．しかし，青少年の体力，運動能力は低下しており，骨折の増加も指摘されている．

　ヒトの一生は，成長期（新生児期，乳児期，幼児期，学童期，思春期），成人期（青年期，壮年期，実年期）および高齢期に区分することができる．生涯の各段階で直面する栄養および食事に関する諸問題を身体的特徴をふまえて理解する必要がある．

A. 成長期

　一般に医学の分野では，出生から15歳未満までの成長期にある子どもを小児という．小児は身体構造や運動機能が発育・発達*の段階にあり，必要な栄養素を過不足なく摂取することが大切である．小児では成人に比べ摂取栄養素が栄養状態に大きく影響する．したがって，乳児期（満1歳まで），幼児期（満1歳〜6歳未満），学童期（満6歳〜12歳未満），思春期（10歳ころ〜18歳ころ）のそれぞれの特性に応じた適切なエネルギーや栄養素の量と質に配慮しなければならない．

*人体の構造の成熟を発育とし，機能の成熟を発達とする．両方をあわせて発育とする．ただし，調査名などの公表資料によるものはそのまま記載する．

a. 乳児期

　乳児は生命維持，活動に必要な栄養のほかに，成長のための栄養が必要である．乳児の消化器の構造や機能は未発達であり，食品の選択，調理方法，給食方法に特別な注意が必要である．また食習慣の形成途上にあるので，好ましい食習慣の教育上の配慮が必要である．

b. 幼児期

　幼児は乳児に次いで成長がさかんな時期である．消化器は未発達であり，一度

に多量の食物を摂取できない．食欲はムラが生じやすく，偏食の習慣がつきやすい時期であり，また正しい食習慣，食事中の礼儀などを学び始める時期でもある．さらに，身体活動が活発で，体内代謝もさかんであるため，水分の必要量が大である．

c. 学童期

学童期は6〜12歳の小学生の時期に相当し，幼児期にひき続き発育・発達が著しい．この時期は体位の男女差，個人差が大きいため各個人の発育段階に応じた栄養が必要である．その実践のためには健康と食生活の関係を理解させて，自己の栄養に積極的にかかわる習慣を身につけさせる．また3食を規則正しくとり，欠食や偏食を避け，不足しやすいカルシウムや動物性タンパク質などの摂取に十分注意する必要がある．1988年7月に文部省組織令の一部が改正され，児童生徒に生涯にわたり健康で充実した生活を送る能力を身につけさせるための健康教育を行うことになった．学校給食指導では，児童生徒の生活体験にかかわる教育を内容とし，食事の重要性，適正な食習慣などを習得させる．

d. 思春期

思春期の年齢区分は一定していないが，学童後半期より第二発育急進期に続く第二次性徴期を含む．この時期は小児期から成人へ成長する移行期であり，心身の変化が最も大きく，女子は母性へ，男子は父性への準備期間である．栄養素摂取量は成人より多く，栄養素を十分補給するためには，3食規則正しくバランスのとれた食事をとることが必要である．自我や自主性の発達で自ら食品を選び，自ら食習慣をつくり始める時期であるが，多忙な学校生活や塾通いによる食事時間のずれや，夜食・間食にインスタント食品やスナック食品をとりがちになり，食事とおやつのけじめが不明瞭になるなどの問題もある．基本的な栄養の知識と実践力を養い，適正な食習慣を身につけることが必要である．

B. 成人期

成人期は，二次性徴が完成し，身体的，精神的および社会的に最も充実した安定した時期である．一般に，身体的能力は20歳ころを頂点として40歳ころより徐々に低下するが，知的，精神的能力は60歳ころまで維持されている．社会的能力は20歳ころから社会における役割を意識し始め，働きざかりの40〜50歳では家庭でも社会でも中心的な役割を果たさなければならない責任が最も重い時期である．さまざまなストレス，過労，運動不足や過食などから生活習慣病が増加している．高齢期を健康にすごすために，食事，運動，休養のとり方に注意して成人期から健康の維持・増進につとめる必要がある．

C. 高齢期

老化に伴う身体組織の変化では，組織タンパク質成分の減少，細胞内水分の減

少，実質細胞の減少と萎縮（いしゅく）が見られる．脂肪組織，結合組織などの不活性な組織が増加し，生理機能が低下する．味覚の低下，咀嚼（そしゃく）力の低下，消化液の分泌低下，消化吸収能の低下が見られ，食欲不振や便秘などを起こしやすくなる．腎臓では，糸球体数が減少し，糸球体濾過量や腎血流量が減少するが，尿細管での再吸収能が低下するために尿量が増加する．全身的な諸機能の低下により低栄養状態に陥りやすい．低栄養状態が続くとサルコペニア，活力の低下，身体機能の低下とフレイルサイクルがはじまる．高齢期の栄養管理では，きめ細かな栄養的配慮が必要である．

3.4 生体リズムと食生活

生物はそれぞれ固有の生体リズムをもっている．たとえば，体温，血圧，睡眠，血液成分などには，約24時間を周期とするサーカディアンリズム（概日リズム）がある．これは地球の自転による昼と夜，昼と夜の気温の差などの外的状況の変化が要因の1つであるが，これらの外界の環境因子を除去しても，生体には一定のリズムが存在する．

生体リズムを調節している中枢は，視床下部の視交叉上核（しこうさ）と考えられている．視床下部には大脳皮質，辺縁系，体内の代謝系，知覚運動系などからのシグナルが入力している．視床下部の破壊やテオフィリン中毒で辺縁系がおかしくなると，食事摂取の有無に関係なく腸管の消化酵素のリズムが消失する．

食物を摂取すると生体内でタンパク質，グリコーゲン，脂肪の同化（合成）が盛んになり，エネルギー代謝が促進する．空腹時には逆に異化（分解）が盛んになり，エネルギー代謝が低下する．これらによる日内リズムが認められる．

1）食事摂取基準とは，ヒトが健康を維持・増進し，十分な生活活動を営むために必要な栄養素摂取量の基準を示したものである．

2）食生活指針は，健康を維持・増進するための食生活ガイドラインである．

3）食生活の変化により，健康状態および疾病構造が変化してきた．

4）平成30（2018）年の調査では，日本人の平均寿命は男性81.25歳，女性87.32歳である．

5）成長・加齢に伴い変化する身体的特徴を理解して，栄養問題を考える．

6）サーカディアンリズムは，約1日周期で繰り返される生体リズムである．

---

4. 食物の摂取調節

　食物を摂取し，栄養素を補給することは，生命を維持するために最も基本的で重要なことである．地球の歴史におけるさまざまな変化は，そこに生活している生物にとって食物の摂取条件を含む外部環境の変化でもある．生物は，環境の変化に適応するために進化と淘汰を繰り返してきた．

　動物は，組織構成成分やエネルギー源をすべて食物として摂取しなければならない．また，摂取した食物中の栄養素を生体に必要な物質に変換して利用している．しかし，たとえばビタミンやミネラルのように生体内で他の物質から変換できないものは，食事成分として摂取したり，栄養素として補給しなければならない．

　食事からの栄養素が不足した場合に，生体はどのような反応を示し，適切な栄養素の選択はどのように行われているのであろうか．エネルギーが不足した場合には，生体の適応としてエネルギー消費を節約する方向へ代謝が制御される．すなわち，倦怠感，疲労感が強くなって，活動エネルギー消費を減じるようになる．また，体重が減少し，基礎代謝を低下させることによりエネルギー消費を節約したり，人体構成成分を異化してエネルギーとして利用する．タンパク質が不足した場合には，タンパク質代謝を低下させ，窒素出納を維持させようとする．このように，食事からの栄養素が不足した場合には，生体内部環境が大きく変化する．適切な栄養素の選択を行うために，外部環境の変化は感覚器系を介して，内部環境の変化は神経性および体液性伝達機構を介して，中枢に伝えられている．

4.1 空腹と食欲の違い

　食欲は，"ラーメン"を食べたいというように対象がはっきりしている場合である．しかし，空腹は，食欲ほど明確な対象がなく，何でもよいからともかく食べたいという欲求を起こさせる．食欲は料理を見たり，匂いをかいだりすることによっても，心理的なムードや食習慣などさまざまな要因によって誘発される．こ

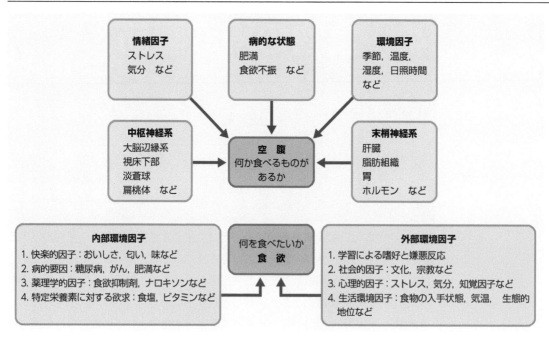

図 4.1　空腹と食欲に
関する要因

れに対して空腹は，飢餓欲求そのものと考えられ，個体維持に最も重要な欲求に
属する．ヒトの場合，食欲が必ずしも空腹とは一致しない．

　空腹は食物の獲得とその摂取を刺激する体内信号と考えられ，食事の開始を決
定する環境，身体，情緒因子としてとらえることができる．一方，食欲は特定の
食品や栄養素の選択と摂取を誘導する体内信号と考えられ，学習による嗜好と嫌
悪反応，社会的因子，心理的因子，生活環境因子，快楽的因子，病的要因，薬理
学的因子や特定栄養素に対する欲求としてとらえることができる（図4.1）．

　食事はその摂取という行為に伴う快楽という動機だけでないとはいうものの，
食事を通じての享楽的な満足感が，私たちが食べる食物の種類のみならず，その
量と頻度を左右するうえで主たる役割を演じているようである．

4.2 | 摂食行動は大脳皮質と視床下部で 調節されている

　摂食調節中枢には，末梢からの信号に応じて本能的に対応する視床下部にある
一次中枢と，それを認知，統括する大脳皮質にある二次中枢がある（図4.2）．

　末梢から一次中枢への食欲調節シグナルは，体液性伝達経路と神経性伝達経路
がある．一次中枢から二次中枢へのシグナルは中枢内伝達機構を介して行われる．
また，中枢内伝達機構を介するシグナルには一次中枢を経ないで二次中枢に達す
る機構の存在もわかっている．

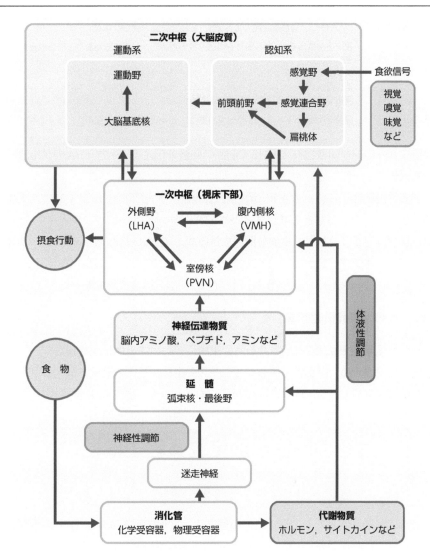

図4.2 中枢性食物摂取調節機構
LHA : lateral hypothlamus, VMH : ventromedial hypothalamus, PVN : paraventricular nucleus

LHA（視床下部外側野）にある摂食中枢とVMH（視床下部腹内側核）にある満腹中枢が食欲調節の一次中枢であり，摂食とエネルギー消費が調節されている．両神経細胞には求心性神経伝達機構および体液性伝達機構が存在している．

A. 体液性情報伝達機構

体液性調節因子は延髄に入って弧束核・最後野を介し，中枢内伝達機構を介して視床下部の一次中枢に達するものと，直接視床下部に入るものがある．

グルコースで刺激されるグルコース受容ニューロンがVMHに，また，グルコースで抑制され，遊離脂肪酸で刺激されるグルコース感受性ニューロンがLHAに存在する．食物の摂取によりグルコース濃度が上昇すると，VMHのグルコース

1. 代謝物質	グルコース，遊離脂肪酸，ケトン体，短鎖脂肪酸（有機酸）など
2. ホルモン	視床下部ホルモン（コルチコトロピン放出ホルモン，甲状腺刺激ホルモン放出ホルモンなど） ステロイドホルモン（エストロゲン，コルチゾールなど） 消化管ペプチド（コレシストキニン，ニューロペプチドYなど） 膵ホルモン（インスリン，グルカゴンなど）
3. サイトカイン	腫瘍壊死因子（TNF），インターロイキン，インターフェロンなど

表4.1 体液性調節因子
TNF : tumor necrosis factor

受容ニューロンが刺激され，LHAに抑制性の刺激を伝える．一方，LHAのグルコース感受性ニューロンは抑制され，摂食活動が減少する．

　体液性調節因子には，表4.1に示したものがある．βエンドルフィン，メチオニンエンケファリンなどのオピオイドペプチドや，ニューロペプチドY（NPY），グレリン，ガラニンなどは食欲を増加させるが，インスリン，グルカゴン，エストロゲン，インターフェロン，インターロイキン1（IL-1），コレシストキニン（パンクレオザイミンともいう），レプチン，セロトニンなどは食欲を抑制する．

NPY : neuropeptide Y, IL-1 : interleukin-1

B.　神経性情報伝達機構

　神経性伝達経路は迷走神経を介して弧束核に達し，中枢内伝達機構を介して一次中枢に到達する．肝臓内にあるグルコース受容体からの内臓感覚情報は，迷走神経肝臓枝を介してVMHやLHAに伝達される．また，食物の咀嚼刺激や胃内伸展刺激などの機械的刺激も迷走神経を介して中枢に伝えられる．

4.3 ｜ 食事の開始を決定する因子は何か

　食事の開始を決定する生理学的，心理学的，文化的因子は何か？　という問いに対して，これまで多くの仮説が提唱されている（表4.2）．

レプチン

1994年になって，肥満マウス（ob/obマウス）で第6染色体にある肥満遺伝子（obese gene, ob gene）の異常が報告された．1995年には，ob遺伝子がコードしているタンパク質がレプチン（leptin）と同定され，レプチンが肥満マウスの脂肪細胞で産生されないことが，過食の原因の1つであることが明らかになった．このことはケネディの脂質定常説を支持するものとして注目されている．

　　　　　　　　　　　　　　　　　　　　　　　　　　　4.　食物の摂取調節

1929 年	キャノンら	空腹になったときに起こる胃の収縮 (飢餓収縮) が空腹の信号と考えた
1940 年	モーガンら	血液中のインスリンが空腹の信号と考えた
1947 年	ブローベック	体温恒常維持説：体温を維持するために食物を摂取し，過体温を防ぐために摂取を停止する
1953 年	マイヤー	糖定常説：グルコースの利用低下が視床下部摂取中枢に対して摂食を誘発する信号である
1953 年	ケネディ	脂質定常説：体内脂肪備蓄量に関連した代謝産物の濃度に視床下部が感応する
1956 年	メリンコッフ	アミノ酸定常説：血清アミノ酸濃度と摂食量との間に逆相関が成立する

4.4 ｜食欲に影響する因子

中枢は，生体内の内部環境の変化や外部環境からの刺激などの情報を受け，さまざまな感覚器系を介して食物の状態を認知し，食欲に影響をおよぼしている．

A. 外部環境因子

(1) 学習による嗜好と嫌悪反応　食欲の信号は，経験に基づいて柔軟に修正することが可能であり，おいしさとか食習慣にも対応して修正することができる．

(2) 社会的因子　人類は食物の選択と調理方法に関する知恵を集約し，発展させてきた．食文化は食欲に関係する生理機能を変化させることはないが，食体験や食習慣が空腹や食欲に反応する摂食行動を決定づける因子の1つと考えられる．宗教もまた，摂取する食品を制限する場合がある．

(3) 心理的因子　食欲はストレスによっても影響を受けている．ストレスの種類や程度によって，食欲が亢進したり減退したりする．ストレス時の摂食行動の変化は，脳内のコルチコトロピン放出ホルモン (CRH) やオピオイドペプチドとの関係で研究されている．また，気分や知覚因子も食欲に影響をおよぼす．

CRH : corticotropin releasing hormone

(4) 生活環境因子　気温，身体活動および食物の入手可能性が食欲に影響する．たとえば，環境温が低いときには食物の摂取量が増加し，環境温が高いときには逆に減少する．身体活動は食物摂取を増加させたり，減少させたり，あるいは影響しないとも報告されている．食物摂取量の変化の程度は，運動の強度，持続時間，あるいは運動の種類によって異なり，年齢や性別によっても影響を受ける．ヒトでは，急激な激しい運動は運動直後の摂食量を減じ，中等度の運動では増加させる．たとえば，ジョギングをしている中年男女では，対照の非運動者群に比べてエネルギー摂取量が多い．近年の工業の発展は，食品の大量製造を可能にし，その加工，保存の技術は食物の形を大きく変え，食物摂取にも大きな影響をおよぼしている．すなわち，経済状態の影響のもとに，食欲に影響する生活環境因子

としては材料の種類や数（マーケットの規模に依存する），調理器具，調理者（調理能力だけではない）に規制される．

B. 内部環境因子

(1) 快楽的因子　　色彩，形，音，匂いなどは食物を口に入れる前に食欲を刺激したり，減退させたりする．口に入れたあとは，食物の味，テクスチャー，温度，口腔内の触覚や歯ごたえなど，さらに咽頭での感覚が食欲に関与する．また，これらの因子は食体験や食習慣が背景にあることはいうまでもない．

(2) 病的要因　　過食症，糖尿病時の食欲亢進といったいくつかの例を除いて，ほとんどの疾患時には食欲が減退する．おおもとの病気（原疾患）として食欲減退の頻度が高いのは，消化器系疾患と精神神経学的異常時である．

(3) 薬理学的因子　　インスリンは視床下部外側野にある摂食中枢を直接刺激して食欲を増加させる作用がある．しかし，インスリンを末梢投与すると食欲が刺激されるのに対し，中枢投与すると食欲が抑制されることが報告されており，食欲調節におけるインスリンの役割として解明されるべき課題である．脳内アミンは神経伝達物質として働いており，アドレナリン系，ドーパミン系，セロトニン系，ヒスタミン系などに作用する薬物を服用した場合には食欲に影響が現れることがある．

(4) 特定栄養素に対する欲求　　特定の栄養素を欠乏させた食事を動物に与えると，食欲が減退し，摂食量が減る．ビタミンB_1，パントテン酸の欠乏食を与えると摂食量が減少する．タンパク質欠乏食の場合も同じであり，不可欠アミノ酸（必須アミノ酸）の1つを欠乏させた食事でも，すぐに摂食量が減少する．一般に，不可欠栄養素を欠乏させた食事を動物に与えると摂食量が減少する．しかし，脂溶性ビタミンのように体内に蓄積されやすい栄養素の場合にはその栄養素の欠乏した食事でもすぐに摂食量が減少することはない．

4.5 | 栄養素は選択摂取調節されているか

1915年にエバードが，ブタには主体的にいくつかの食物源を組み合わせた食事をとる能力があると報告して以来，個々の栄養素の選択摂取調節に関する研究がなされてきた．スコットは成長期のラットに糖質，脂質，タンパク質，無機質を別々の容器に入れ自由に選択させると，各栄養素をうまく組み合わせて摂取し成長することを観察した．またアンダーソンらは，食事中のタンパク質含量を変えた2種類の食事を同時に与えても，タンパク質とエネルギーをじょうずに選択摂取することを観察した．さらに岸らは，質の大きく異なるタンパク質源を用いて，

ラットにエネルギーとタンパク質を自由に選択させた結果，エネルギー摂取量はほぼ一定であるのに対し，タンパク質摂取量は質に応じて大きく変化し，体内で利用可能なタンパク質としてほぼ一定になるように選択することを観察した．

　本節の最初で述べたように，生体内で他の物質から変換できない栄養素は，食事中の成分として摂取しなければならない．栄養素が欠乏すると生体にさまざまな変化が現れる．たとえば，ナトリウム制限食や副腎摘除によってナトリウムを欠乏させたラットにナトリウム含量の異なる水を与えると，15秒以内にナトリウム含量の多い水を選択する．ナトリウムが欠乏すると，ナトリウムに対する味覚閾値が高くなって，高濃度のナトリウム液を選択することができる．

　現在，栄養素の中で特異的選択機構が解明されているのはナトリウムだけである．

1）ヒトの場合，食欲と空腹とは必ずしも一致しない．
2）摂食行動は，大脳皮質と視床下部で調節されている．
3）食欲は，生体内の内部環境の変化や外部環境からの刺激の影響を受ける．
4）栄養素の中で特異的選択機構が解明されているのはナトリウムである．

5. 食物の消化と吸収と栄養素の補給

　消化とは，通常そのままの形態では吸収できないものを，吸収可能な形態に加水分解する過程をいう．糖質，脂質，タンパク質は吸収に先だち消化を受ける．ビタミン，ミネラルも消化の過程で，吸収に適した形態に転換される．

5.1 消化と吸収の機構

A. 消化機構

a. 機械的(物理的)消化

　食物を咀嚼(そしゃく)によって砕き，胃腸での蠕動(ぜんどう)運動により消化液とよく混ぜ，粥状(かゆじょう)，液状にし，消化管内を先に送る作用を機械的(物理的)消化という．

b. 化学的(酵素的)消化

　消化液，小腸上皮細胞刷子縁膜(さっしえん)などに存在する消化酵素の作用による分解である．酸，アルカリ，胆汁酸塩などにより変性，中和，溶解，乳化なども行われる．消化液および膜消化酵素の一般的性状を表5.1にまとめた．

(1) 管腔内消化　消化管管腔内に分泌される消化酵素による，管腔内で行われる消化である．たとえば，小腸上部では膵液の消化酵素により，糖質，タンパク質，脂質が分解される．しかしながら，管腔内消化で栄養素がすべて吸収可能な単位にまで，完全に消化されるわけではない．

(2) 膜消化　管腔内消化で生成した産物は，小腸上皮細胞刷子縁膜に局在する種々の酵素により加水分解され，吸収可能な単位にまで変化する．刷子縁膜表面で消化される機構を膜消化という．

c. 細菌学的(生物学的)消化

　小腸での消化をまぬがれた食物繊維などが，大腸で腸内細菌による発酵や腐敗などによって分解される．

部位		一般性状	作用する栄養素など			
			糖質	脂質	タンパク質	その他
口腔	唾液	無色 弱酸性 (pH 6.6 ～ 6.8)	α-アミラーゼ (プチアリン)			
胃	胃液	無色 強酸性 (pH 1.5 ～ 2.5)		胃リパーゼ	ペプシン	塩酸による殺菌
小腸（管腔内）	膵液	無色 弱アルカリ性 (pH 8.5)	アミラーゼ (アミロプシン)	膵リパーゼ	トリプシン	リボヌクレアーゼ デオキシリボヌクレアーゼ
	胆汁	肝臓胆汁 　黄褐色 (pH 8.3) 胆嚢胆汁 　赤褐色 (pH 6.9)		胆汁酸塩		界面活性作用 リパーゼ活性化
	腸液	無色 弱アルカリ性 (pH 8.3)				pH の調整，粘膜保護
小腸（小腸粘膜）	刷子縁膜		グルコアミラーゼ スクラーゼ イソマルターゼ ラクターゼ トレハラーゼ		アミノペプチダーゼ ジペプチダーゼ	
	細胞内				ジペプチダーゼ	

表 5.1　消化液および膜消化酵素

この他に十二指腸の粘膜から分泌されるエンテロキナーゼは，特定のペプチド結合を加水分解し，活性型トリプシンに変えるはたらきをもつ.

B.　吸収機構

a.　単純拡散（受動輸送）

　物質が細胞膜を隔てた細胞内外の濃度勾配にしたがって移送される現象である．輸送にエネルギーや担体を必要としない.

b.　促進拡散

　物質の濃度勾配にしたがって吸収されるが，担体を利用し物質を輸送する．単純拡散より速やかに膜を通過する．エネルギーを必要としない．①輸送速度に飽和現象が見られ，②構造の類似した物質間で競合阻害が観察される.

c.　能動輸送

　物質が細胞膜を隔てた細胞内外の電気化学的濃度勾配に逆らって輸送される現象である．担体を介して輸送され，①輸送速度の飽和現象，②構造類似物質間での競合阻害が観察され，③能動輸送にはエネルギーを必要とする.

d.　飲作用

　細胞膜の一部が吸収しようとする物質を徐々に取り囲み，それが陥入した形になり，しだいにくびれて膜から遊離し，細胞外の物質を細胞内へ輸送する現象である.

5.2 消化器系における消化と吸収

消化器系は，口腔，咽頭，食道，胃，小腸，大腸，肛門に至る消化管と，その付属器官（消化腺（唾液腺など），膵臓，肝臓，胆嚢）からなっている．消化管には消化腺から分泌された消化液を排出する導管が開いている．

A. 口腔

口腔は消化管の最上部にあり食物の咀嚼を行う．舌は味覚に携わり，咀嚼や嚥下を助ける．唾液を分泌する腺を口腔腺ともいい，舌下腺，耳下腺，顎下腺がある．また舌には舌腺もある．唾液にはα-アミラーゼが含まれる．唾液は，①口腔粘膜をぬらして食物がなめらかに食道に入ることを容易にし，②舌の動きをなめらかにする．③歯や口腔の衛生保持，④殺菌，⑤解毒・排泄などの作用ももっている．

口腔内では，食物を歯によってかみ砕き，唾液を混合して飲み込み可能な状態の食塊にし，唾液α-アミラーゼにより，デンプン，グリコーゲンは加水分解され，α-限界デキストリン，マルトトリオース，マルトースを産生する．

B. 食道

食道は食塊を胃に送り込む．食塊の移送は食道の蠕動による．

C. 胃

胃は食道に続く袋状の器官であり，入り口から噴門，胃底部，胃体部，幽門部からなる．胃粘膜には多数のひだがあり，円柱上皮細胞に覆われ，その面に胃腺の開口部である無数の胃小窩といわれる凹みがある．噴門腺は主として噴門に分布し，主成分（ムチン）は粘液を分泌する．胃底腺は，胃の大部分（上方2/3）に分布する．主細胞はペプシノーゲンを分泌し，壁細胞は腺中央部にあり塩酸を生成・分泌する．

a. 胃での消化

胃内では，蠕動運動により食物と胃液を混合し，内容物を均質な消化粥にし，これを胃内にとどめ，緊張性収縮によって少量ずつ十二指腸に送る．

胃液は塩酸(HCl)，ペプシノーゲン，粘液の混合物である．胃内では唾液アミラーゼによるデンプンの消化，胃リパーゼによる脂質分解，ペプシンによるタンパク質の消化，胃液中の塩酸による食物の殺菌などが行われる．唾液アミラーゼの最適pHは6.6～6.8であるが，胃内で直ちに失活するのではなく，食塊に塩酸が

浸透するまでの間（約30分）は消化が進行すると考えられている．胃酸は壁細胞において水素イオン（H⁺）が細胞外濃度の約3万〜4万倍に濃縮される．分泌時の濃度は約170 mEq/L，pH約1.0である．塩酸は，①タンパク質を変性させる，②ペプシノーゲンを活性型のペプシンに変換する，③胃内のペプシンが作用しやすい酸性状態にする（pH 1.5〜2.5），④胃内の殺菌，微生物の増殖抑制，などの作用がある．

b．ペプシンの作用

ペプシンは不活性型のペプシノーゲンとして合成され，塩酸による酸性の条件下にペプシンに変換される．ペプシンはタンパク質のペプチド鎖の末端でないペプチド結合を切断するエンドペプチダーゼであり，アミノ酸の生成は少ない．

c．胃リパーゼ

胃底腺主細胞で合成・分泌される胃リパーゼは胃酸による酸性条件下でも失活せず，ペプシンの作用も受けない．食物由来の脂肪の20〜30%が胃リパーゼにより加水分解される．胃リパーゼはトリアシルグリセロールの3-エステル結合を加水分解し，ジアシルグリセロールと脂肪酸を生じる．この結果，胃内での脂肪のエマルション化が容易に行われる．新生児期では膵リパーゼ活性はほとんど観察されないが，胃リパーゼ活性は成人と同程度とされるので，乳幼児の栄養に重要である．

d．胃液分泌の調節

(1) 脳相　食物を見る，食物のにおいを嗅ぐ，味を感じるなどの刺激が，延髄の迷走神経核に伝えられ，迷走神経を介した無条件反射が起こり，胃液分泌が亢進する．迷走神経刺激は，胃底腺の壁細胞を刺激し塩酸分泌を促進させる．また，幽門腺からのガストリン放出を介することによっても胃液分泌を促進させる．

(2) 胃相　食塊が胃に入り，胃壁の拡張（伸展刺激）とタンパク質消化産物（化学的刺激）が刺激となり，幽門前庭部に存在するG細胞からガストリン分泌が促進され，胃液分泌を亢進する．タンパク質消化産物（ペプチドやアミノ酸）は直接ガストリン分泌細胞に作用する．そのほかに，局所的神経刺激と迷走神経反射により胃液分泌が起こる．

(3) 腸相　胃内容が十二指腸に移行すると，胃酸分泌の腸相による調節が生じる．腸相における胃酸分泌調節は脳相・胃相に比べて寄与は小さい．むしろ，食塊が胃から腸に移行することにより胃液分泌が抑制されることに生理的意味がある．胃液のH⁺がガストリン分泌細胞に作用しガストリン分泌を抑制する．上部小腸へのH⁺，脂肪酸，タンパク質消化産物，浸透圧の変化などの刺激が起こり，セクレチン，コレシストキニン，エンテロガストロンなどの分泌を促し，胃液分泌を抑制する．

D. 小腸における消化と吸収

小腸は胃幽門から，十二指腸，空腸，回腸と続き，大腸に至る．全長は6～7 mである．総胆管と膵管は，幽門から約10 cmの十二指腸下行部に合流して開口している（ファーター乳頭）．

腸管腔内には輪状ひだが存在し，特に空腸上部で発達している．粘膜表面には無数の絨毛が密生し，輪状ひだとともに腸の吸収面積を増大させている．絨毛の表面は単層の上皮細胞に覆われ，表面には微細な刷毛状の微絨毛が存在している．ヒトの小腸を単純な管として表面積を計算すると0.33 m^{2}であるが，ひだ，絨毛，微絨毛（刷子縁膜）を勘案すると表面積は200 m^{2}にもなる．

小腸では，種々の膵液酵素と胆汁の作用により，本格的な消化が行われる．管腔内消化にひき続き，微絨毛膜表面に局在する刷子縁膜酵素により，膜消化が行われ，同時に栄養素の吸収が進行する．

a. 肝臓・胆囊

胆汁は肝臓でつくられ，胆囊に送られる（肝臓胆汁）．胆囊で濃縮され，必要に応じて，1日100～500 mLが十二指腸に送り込まれる．胆汁の成分は，胆汁色素と胆汁酸塩からなる．胆汁酸塩は界面活性作用があり，脂肪を細かな微粒子にして（乳化），酵素との接触面を広くし，リパーゼの作用を助ける．リパーゼによる分解産物の長鎖脂肪酸やモノアシルグリセロールは，胆汁酸塩とともに，表面が水溶性の複合体（ミセル）を形成して脂質の吸収を促進する．胆汁酸は下部回腸から再吸収され，肝臓に戻り，再び胆汁として分泌される．これを胆汁酸の腸肝循環という．

胆汁分泌は，神経性の刺激および消化管ホルモンのコレシストキニンによって，胆囊が収縮することによって起こる．

b. 膵臓

膵臓は，膵液を分泌する外分泌部と，インスリン，グルカゴンなどのホルモンを分泌する内分泌部よりなる．外分泌部では，腺房細胞で消化酵素を含むアルカリ性の膵液がつくられる．膵液は膵管を経て十二指腸に流入する．HCO$_3^-$が分泌され，アルカリ性（pH 7.0～8.0）で，1日の分泌量は約1～3 Lである．HCO$_3^-$の分泌は主としてセクレチンにより，種々の消化酵素の分泌はコレシストキニンと迷走神経により調節されている．

膵タンパク質分解酵素もペプシノーゲンと同様に，不活性なプロ酵素（トリプシノーゲン，キモトリプシノーゲン，プロカルボキシペプチダーゼ）の形で分泌される．トリプシノーゲンは刷子縁膜に存在するエンテロキナーゼにより，トリプシンへ変換される．トリプシンはさらにトリプシノーゲン自体と，ほかのプロ酵素を活性化する．

c. 管腔内消化

胃液と混合し，粥状となった食物が少しずつ幽門を通って十二指腸に送られる．膵液と胆汁が十二指腸に流れ込んでくる．食物の酸性状態はアルカリ性の膵液で中和されて，酵素が作用するのに都合のよいpHとなり，タンパク質，糖質，脂質の消化が進行する．

d. 膜消化

消化管腔内は食物の消化活動全体からみると，まだ完全なものではない．管腔内消化を終えた栄養素は，刷子縁膜表面に存在する膜消化酵素により，消化されると同時に上皮細胞内に取り込まれる．

E. 大腸

大腸は小腸に続く消化管の終末であり，盲腸，結腸，直腸に分けられる．

大腸では，水分，無機質(K, Na, Clなど)の吸収を行う．腸内細菌による未消化物の分解が行われる．大腸内細菌が産生した短鎖脂肪酸は，大腸上皮細胞の重要なエネルギー源である．腸内細菌はビタミン(B群，Kなど)の合成も行う．

5.3 栄養素別の消化と吸収

栄養素の消化と吸収は，水溶性栄養素と疎水性栄養素(脂溶性栄養素)に大別して理解するとよい．水溶性の栄養素は吸収されたのち門脈を経て肝臓から全身に移動する．一方，疎水性の栄養素は胆汁により複合ミセルを形成し，消化・吸収されたのちリンパ管を経て左鎖骨下静脈から全身に移動する．

A. 糖質の消化と吸収

ヒトが摂取する糖質の大部分はデンプンとスクロース(ショ糖)である．ラクトース(乳糖)，マルトース(麦芽糖)，トレハロースなどの二糖類，果物，野菜，清涼飲料水などに含まれるフルクトース(果糖)も摂取する．

a. 消化

(1) **管腔内消化**　デンプンはα-グルコースがグルコシド結合α-1,4，α-1,6で連なった多糖類である．唾液および膵液中のアミラーゼはα-1,4結合を加水分解するα-アミラーゼである．アミラーゼは，末端以外のグルコシド結合を切断する"エンド型"の加水分解酵素であり，加水分解の結果生じる産物は少糖類である．

(2) **膜消化**　デンプンの管腔内消化による分解産物は，小腸上皮細胞の微絨毛膜のグルコアミラーゼとスクラーゼ・イソマルターゼ複合体による膜消化を受ける．グルコアミラーゼは5〜9個のグルコースからなる多量体に作用する．スク

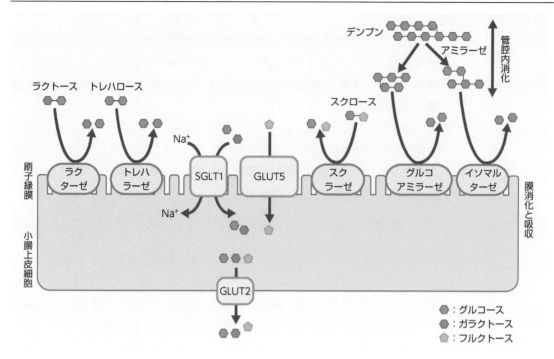

図 5.1　糖質の消化と吸収
SGLT1 : sodium-dependent-glucose transporter 1, GLUT5 : glucose transporter 5, GLUT 2 : glucose transporter 2

ラーゼ，イソマルターゼは，いずれもグルコース多量体とマルトースを加水分解する．スクラーゼはデンプンの中間消化産物のほかにスクロースを加水分解する．イソマルターゼは α-1,6 結合を切断する．トレハラーゼとラクターゼ・フロリジン加水分解酵素の 2 種類の二糖類加水分解酵素も小腸微絨毛膜に存在している．ラクターゼは乳汁中に存在するラクトースを消化する．

b. 吸収

二糖類加水分解酵素によって生成したグルコース，ガラクトース，フルクトースなどは微絨毛膜を通過して細胞内に取り込まれる．グルコース，ガラクトースは，Na$^+$/グルコース共輸送担体（SGLT1）を介して吸収される．フルクトースは刷子縁膜に存在するフルクトース輸送担体（GLUT5）により細胞内に取り込まれる．小腸上皮細胞内に吸収された単糖類は側底膜に存在するグルコース輸送担体（GLUT2）により血管側に移行する（図5.1）．

B.　タンパク質の消化と吸収

a. 消化

タンパク質の管腔内消化は，胃あるいは膵臓から分泌されるタンパク質分解酵素により行われる．管腔内消化の産物の多くは分子量の大きなペプチドであり，刷子縁膜の種々のペプチダーゼにより引き続き分解される．

(1) 管腔内消化　　タンパク質の管腔内消化は，ペプシンと膵液中のタンパク質

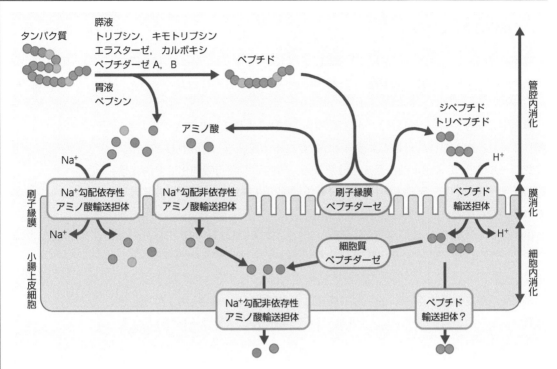

図 5.2 タンパク質の
消化と吸収

基底膜側に発現するペ
プチド輸送担体は同定
されていないが，食事
性ペプチドの血中移行
は細胞間隙の通過によ
るものと考えられる.

分解酵素によって行われる. 膵液中のタンパク質分解酵素は，ペプチド鎖の末端
でないペプチド結合を切断するエンドペプチダーゼ（トリプシン，キモトリプシン，
エラスターゼ）と，ペプチド鎖のカルボキシ基側からアミノ酸を順次切断するエキ
ソペプチダーゼ（カルボキシペプチダーゼA，B）の混合物である. この過程で生じる
産物は，遊離アミノ酸とペプチドであり，オリゴペプチドのアミノ酸残基数は2
～6である.

(2) 膜消化　　　膵タンパク質分解酵素の作用により生じたペプチドは，刷子縁膜
に局在するオリゴペプチダーゼにより加水分解される.

　小腸細胞内ペプチダーゼは，細胞内に取り込まれたペプチドを分解している.
ジペプチドに対する加水分解活性は小腸管腔にはほとんどなく，細胞質内に局在
している.

b. 吸収

(1) アミノ酸の吸収　　　小腸におけるアミノ酸の吸収は，複数の輸送系を介して
行われる. アミノ酸輸送系はNa$^+$勾配依存性と非依存性のものが存在する.

(2) ペプチド輸送担体　　　ジあるいはトリペプチドは，アミノ酸輸送系とは異な
るペプチド輸送担体によって小腸細胞内に取り込まれ，細胞内で加水分解を受け
る. ペプチド輸送担体は，輸送の駆動力として，H$^+$濃度勾配を利用する（図5.2）.

C. 脂質の消化と吸収

食事脂質の主成分はトリアシルグリセロール（TG，トリグリセリドともいう）である．そのほかにリン脂質，糖脂質，コレステロールなどが含まれる．

TG：triacylglycerol

a. 消化

食物中のトリアシルグリセロールは胃の中の蠕動によりエマルションとなり，膵リパーゼと胃底腺リパーゼによる消化が行われる．胃リパーゼはトリアシルグリセロールの3-エステル結合を加水分解する．胃内での脂肪の消化は全消化管の脂肪消化量の20～30%に相当する．新生児期には膵リパーゼが十分発達していないので胃のリパーゼ活性は重要である．

小腸内での脂肪の消化は，膵外分泌腺から分泌される膵リパーゼとコリパーゼの作用で行われる．膵リパーゼはコリパーゼと結合して活性型となり，トリアシルグリセロールの1-,3-エステル結合を加水分解し2-モノアシルグリセロールと遊離脂肪酸を生成する（図5.3）．リン脂質は膵ホスホリパーゼA_2により加水分解を受ける．コレステロールエステルはコレステロールエステラーゼの作用を受け加水分解される．

b. 吸収

トリアシルグリセロールから生成された脂肪酸と2-モノアシルグリセロールは，胆汁酸と混合されてミセルを形成し可溶化される．ミセルには脂肪酸，2-モノアシルグリセロール，リン脂質，コレステロールなどが取り込まれる．小腸上皮細胞の表面に到達したミセルから，脂肪酸などが細胞に移行する．小腸上皮細胞内に取り込まれた脂肪酸や2-モノアシルグリセロールはトリアシルグリセロールに再合成され，リン脂質やコレステロール，タンパク質を組み込んだキロ

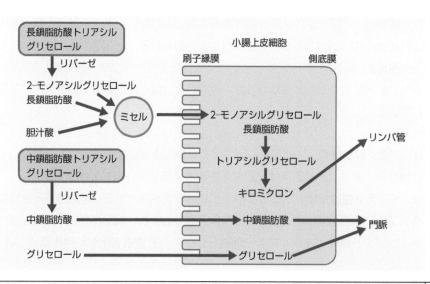

図5.3 トリアシルグリセロールの消化と吸収

ミクロンが合成される．キロミクロンは絨毛上皮細胞より乳び管を通りリンパ管へ移行する（図5.3）．短鎖および中鎖脂肪酸は水溶性であり，吸収されたのち，門脈に移行する．

D. ビタミン，ミネラルの吸収

a. 脂溶性ビタミン

脂溶性ビタミンの吸収には，胆汁による複合ミセルの形成が必要であり，脂質の吸収速度に左右される．

b. 水溶性ビタミン

ビタミンB群やビタミンCは小腸で吸収される．ビタミンB_{12}の吸収には胃の幽門壁細胞より分泌される糖タンパク質（内因子）を必要とし，回腸から吸収される．

c. ミネラルの吸収

カルシウムは，小腸上部で能動輸送され，一部は受動的に吸収される．カルシウムの腸管吸収は，1,25-ジヒドロキシコレカルシフェロール（1,25（OH）$_2D_3$）により促進される．鉄吸収は小腸上部で行われる．鉄の吸収は，体内鉄貯蔵量の減少，あるいは赤血球産生の亢進時に増加する．

5.4 消化吸収率

摂取した栄養素が100%完全に吸収されるわけではなく，消化吸収率は食品や栄養素の種類により異なる．消化吸収率はバランス・スタディで求める．

$$見かけの消化吸収率（\%）= \frac{吸収栄養素量}{摂取食品中の栄養素量} \times 100$$

$$= \frac{摂取栄養素量－糞便中排泄栄養素量}{摂取食品中の栄養素量} \times 100$$

糞便中には，食物の未吸収成分以外に，内因性排泄物（消化液，剥離した消化管上皮細胞，腸内細菌など）に由来する成分も含まれているので，上記の消化吸収率は，見かけの消化吸収率である．内因性排泄物の量を補正したものが真の消化吸収率である．

$$真の消化吸収率（\%）= \frac{摂取栄養素量－（糞便中排泄栄養素量－内因性損失量）}{摂取食品中の栄養素量} \times 100$$

内因性損失量は，食物を摂取しないときや，目的とする栄養素をまったく含まない食事を摂取させたときの糞便中排泄栄養素量から求める．

5.5 栄養素の補給

　栄養素の補給は食物を経口的に摂取するのが最も生理的であり，消化管での食物の消化・吸収機構を介して行われるべきである．消化管を介さない栄養補給（静脈栄養など）を長期にわたって行うと，消化管粘膜が萎縮し，消化管機能が障害される場合もある.

　栄養補給を臨床的に選択する過程を図5.4にまとめた．栄養補給ルートおよび処方を選択する場合には，主として消化管機能，治療期間，誤嚥の危険性および臓器機能不全の可能性またはその発症を考慮する必要がある．消化管機能を指標とした場合の補給法を図5.5に示した．はじめは静脈栄養であっても食事として栄養素が摂取できるように，消化管機能の回復や臓器機能不全の状態などをモニターすることが大切である.

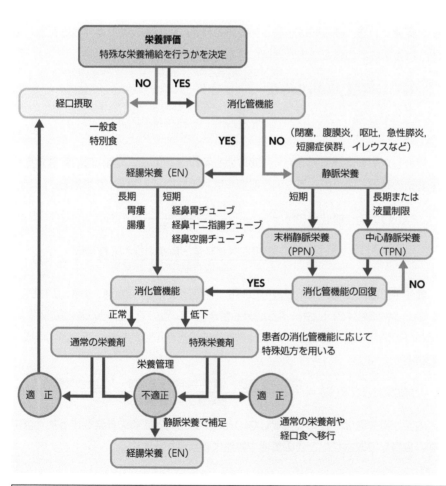

図 5.4　栄養補給の経路に関する臨床的判断
PPN：peripheral parenteral nutrition, TPN：total parenteral nutrition, EN：enteral nutrition

図 5.5　消化管機能を指標にしたときの栄養補給法

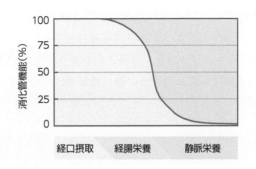

A.　経口栄養

　ヒトが栄養素を補給する場合，食事として摂取する方法が最も自然である．入院患者に給仕される食事は，一般治療食と特別治療食に大別される．

a.　一般治療食

　栄養素の制限がなく，間接的な治療効果が期待できる食事である．一般治療食は，常食，軟食，流動食などに区別される．

b.　特別治療食

　疾病などにより栄養素の制限や付加など食事療法が必要となる患者に提供する食事である．薬剤とともに直接治療の一端となる．

B.　経腸栄養，静脈栄養

　チューブによって栄養素を消化管に投与する経腸栄養と，静脈内に投与する静脈栄養の2つの方法がある．経腸栄養および静脈栄養の処方は，心機能，腎機能，呼吸機能および肝機能などを考慮しなければならない．

a.　経腸(経管)栄養

　消化管の機能は十分あるが，食べる意志がないか，食べてはいけないか，あるいは食べられない場合に経腸栄養の対象となる．経腸栄養法は，消化管の構造および機能を維持し，栄養素の利用を増加させ，投与が容易かつ安全であり，低コストである．経腸栄養は，広汎性腹膜炎，腸管が利用できない腸閉塞，消化管瘻や出血，難治性嘔吐，麻痺性イレウス，代謝上のコントロールが困難な下痢患者には禁忌である．また，短腸症候群の初期をはじめ，重症の吸収不全が存在する期間は経腸栄養は避けるべきである．

MCT : medium chain triglyceride

　脂肪の中で中鎖脂肪酸トリグリセリド(MCT)は，胆汁酸や膵リパーゼがなくても門脈を経由して吸収される．胆・膵機能低下などの脂肪吸収障害時に用いられる．

(1)ミキサー食　　食事をミキサーで流動化したものを栄養源に用いる．

(2) 半消化態栄養剤　　人工的に精製したタンパク質，デキストリンやマルトース（麦芽糖），脂肪，ミネラル，ビタミンや食物繊維を含む.

(3) 成分栄養剤　　腸粘膜から直ちに吸収されるように完全に消化された成分のみを含むもの. 窒素源は結晶L型アミノ酸，糖質源はデキストリン，ミネラル，ビタミンなどを含む. 脂肪も含むが，その含量は極めて少ない. 無残渣であるので便の量が少ない.

b. 静脈栄養

静脈栄養は経腸栄養が行えない場合に用いられる.

(1) 末梢静脈栄養　　十分なエネルギーを経口または経腸的に摂取できない場合に，部分的あるいはすべての栄養素を補給するために用いられる. 末梢静脈栄養は適当な末梢静脈血管が少ないために，一般に短期間（2週間以内）の使用に限られる. この栄養法は末梢静脈から行われるために，静脈炎および水分の過負荷に対する注意が必要である. 末梢静脈栄養は重篤な栄養不良や，激しい代謝性ストレスがある場合，大量の栄養素を必要とする場合，水分制限を必要とする場合，および栄養補給を長期間必要とする場合には適さない.

(2) 中心静脈栄養　　中心静脈を経由する静脈栄養は，末梢静脈栄養よりも高濃度の栄養素を補給できる. 静脈栄養法は，カテーテルを外科的に留置し，完全に無菌状態で維持することによって数週間から数年の長期にわたって維持することができる.

1）消化機構は，機械的消化，化学的消化，細菌学的消化に分けられる.
2）吸収機構は，単純拡散，促進拡散，能動輸送，飲作用に分けられる.
3）水溶性の栄養素は，吸収されたのち門脈を経て肝臓から全身に移動する.
4）疎水性の栄養素は，吸収されたのちリンパ管を経て左鎖骨下静脈から全身に移動する.
5）疎水性栄養素の吸収には，胆汁による複合ミセル形成が必要である.
6）栄養素の消化吸収率には，見かけの消化吸収率と真の消化吸収率がある.
7）栄養補給は，経口栄養，経腸（経管）栄養，静脈栄養の3つの経路がある.

---

6. 栄養素とその機能

　飲食物に含まれている各種成分のうち，生命の維持に必要な成分を栄養素という．栄養素にはエネルギー源となりうる炭水化物（糖質），脂質，タンパク質のエネルギー産生栄養素，およびそれにミネラル，ビタミンを加えた五大栄養素がある．さらにこれらに加えて水，食物繊維を栄養素として考えることもできる．私たちの体は，これらの栄養素および栄養素からつくられる成分によって形成され，また，これらを活用することによって，生命現象と生活活動を営んでいる．図6.1に栄養素とその機能を示した．

図6.1　栄養素とその機能

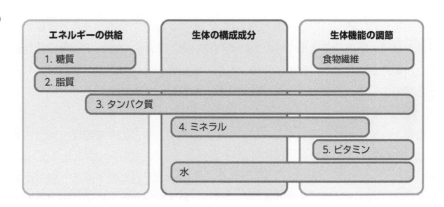

6.1 生命を維持する栄養素

A. 栄養素の栄養学的特徴と機能

a. 糖質の栄養学的特徴

　炭水化物は含水炭素ともいい，炭素（C），水素（H），酸素（O）が$C_n(H_2O)_m$の割合で結合した化合物である．これは大別して，糖質と食物繊維に分けられる．糖

表6.1　糖質の栄養学的特徴

1. エネルギー源である．非常に代謝されやすい．主食中の最大成分であり，1gあたり4kcalのエネルギーを発生する．

2. 糖質を多く摂取するときには多くのビタミンB_1が必要である．糖質が代謝利用されるためには，ビタミンB_1のリン酸結合物であるチアミンピロリン酸が必要である．

3. 消化吸収率および利用率がよい．糖質の人体における消化吸収率は約99%であり，そのほとんど全部が利用される．しかも，短時間で代謝されてエネルギーになるためエネルギー補給を速やかに行うことができる．

4. 過剰の糖質は肝臓や筋肉にグリコーゲンとして蓄えられる．さらに，余剰があるときには脂肪に合成されて，貯蔵される．

5. 甘味料，調味料として食欲を増進させる．

質はエネルギー源として重要であり，食物繊維はヒトの消化酵素では消化されないが，特別の栄養的意義をもつ．

　糖質の栄養学的特徴を表6.1にまとめた．糖質は，生体のエネルギー源として最も多く利用される食物成分である．生体内でエネルギー源として利用される主要な糖質はグルコース（ブドウ糖）とグリコーゲンである．特に脳と赤血球はエネルギーのほとんどをグルコースから得ている．食物として摂取した糖質は，肝臓や筋肉にグリコーゲンとして貯蔵され，必要に応じてエネルギー源として利用される．肝臓のグリコーゲンはグルコースをエネルギー源として必要とする細胞へのグルコースを確保するために分解され，血液中に放出され，血中グルコース濃度を維持している．しかし，筋肉内のグリコーゲンは血中グルコース濃度維持には関与せず，筋肉のエネルギーとして消費される．また食物からの糖質摂取が制限されるようになると，ピルビン酸，乳酸，糖原性アミノ酸，グリセロールなどから糖新生によってグルコースが合成され，血糖として供給される．

b.　脂質の栄養学的特徴

　脂質とは水に溶けにくく，エーテルやクロロホルムなどの有機溶媒に溶けやすい成分の総称で，栄養学的には中性脂肪（おもにトリアシルグリセロールをいう．脂肪ともいう），リン脂質，糖脂質，ステロール，脂肪酸などが重要である．量的に最も多いのは中性脂肪で，これは食物から摂取されるだけでなく体内で糖質やタンパク質からも作られ，脂肪組織に貯蔵されてエネルギー源として利用される．

　脂質は栄養素として特有の機能を持っており，食物として必ず一定量を摂取しなければならない．

　脂質の栄養学的特徴を表6.2にまとめた．脂質はエネルギー産生栄養素の中で単位重量あたりのエネルギーが最も高い．摂取した脂質は，体内にエネルギーを蓄えるために貯蔵脂肪となって皮下脂肪や腹腔内，内臓周囲や筋膜間などの脂肪組織に貯蔵される．貯蔵脂肪は食事中の脂質に由来するもののほか，体内で糖質や一部のタンパク質・アミノ酸から合成されるものもある．体内の諸組織がエネルギー源を必要とするとき，貯蔵脂肪が分解されて遊離脂肪酸として血液中に動

表 6.2　脂質の栄養学的特徴

1. エネルギー源である．脂肪は糖質およびタンパク質の約2倍以上の1gあたり9kcalのエネルギーを発生する．また，代謝水も多く水分代謝にも寄与している．

2. 貯蔵脂肪として，エネルギーの体内貯蔵に役立っている．

3. 体の構成成分である．リン脂質やコレステロールは生体膜の構成成分であり，脳や神経組織にはスフィンゴリン脂質などが多く存在している．

4. 必須脂肪酸がある．リノール酸と α-リノレン酸は動物の成長発育に不可欠である．

5. 脂溶性ビタミンの溶媒とその供給源である．

6. コレステロールはビタミンD，ステロイドホルモン，胆汁酸などの母体となる．

7. 脂肪が体内で酸化される場合には，糖質に比べてビタミン B_1 の必要量が少なく，その節約になる．

8. 生体の保護作用がある．皮下，大網膜，腹腔内臓器の周囲にあって，体表面や臓器を保護し，皮下脂肪は熱の放散を防ぎ，外気の影響を防止する．

9. 脂肪は消化管内に長くとどまり，満腹感を与える．

員され，エネルギーとして利用される．

　細胞を構成する成分として重要な役割を演じている脂質が，構造脂質である．構造脂質には，リン脂質，糖脂質，コレステロールなどが含まれ，タンパク質とともに細胞膜の重要な構成成分である．また，リン脂質や糖脂質は脳や神経を構成する重要な成分でもある．

　脂質に属する生理活性物質の中には，副腎皮質ホルモンや性ホルモンなどのステロイドホルモンがある．また，ビタミンの中でも，脂溶性ビタミンであるビタミンA，D，E，Kは脂質に属する．胆汁中の主成分である胆汁酸もコレステロールを母体としてつくられる脂質である．エイコサノイドは多価不飽和脂肪酸から合成される生理活性物質である．

c.　タンパク質の栄養学的特徴

　タンパク質は，体をつくるすべての組織・細胞の成分として重要な機能を有している．タンパク質は二十数種のアミノ酸がペプチド結合してできた高分子で，アミノ酸の配列順序が違えば異なるタンパク質となるため膨大な種類が存在し，組成，形態，溶解性，機能などで分類される．タンパク質の栄養学的特徴を表6.3にまとめた．

　タンパク質は体の主要な構成成分である．タンパク質はその構成元素として窒素を平均16%含んでおり，食品中のタンパク質量は窒素の量に100/16＝6.25を乗じることで算出される（窒素-タンパク質換算係数）．摂取されたタンパク質は消化管でアミノ酸やペプチドに分解され，最終的にはジあるいはトリペプチドとアミノ酸の形で吸収される．吸収されたアミノ酸は遺伝子の命令に従って体内で再び生体に必要なタンパク質に合成される．またアミノ酸自体さまざまな生理活性物質の材料として，あるいはエネルギー源として利用される．

　食品中のタンパク質はその種類によって栄養素としての価値が異なる．生体内でタンパク質の合成や生理活性物質の材料として必要とされるアミノ酸の要求量

表6.3　タンパク質の
栄養学的特徴

1. 体の構成成分である．細胞の主成分で，人体固形成分の47〜54%を占める．

2. 窒素化合物である．タンパク質はその構成アミノ酸の中に存在するアミノ基の窒素（N）を含んでいることが特徴で，他の栄養素によってこれを補給することはできない．

3. エネルギー源である．他の栄養素が不足すると燃焼して，1gあたり4kcalのエネルギーを発生する．また，食事誘発熱産生（DIT）も約30%と非常に高い．

4. 血漿タンパク質は体液の膠質浸透圧を構成し，体内の水分移動に重要なはたらきをしている．

5. 緩衝作用がある．両性電解質として酸塩基平衡の維持に役立つ．

6. 運搬の機能．ヘモグロビンは酸素，二酸化炭素の，血漿タンパク質はホルモン，色素などの運搬を行っている．

7. 酵素やタンパク質・ペプチド性ホルモンの材料である．

8. 抗体とその産生．異種タンパク質を抗原として，抗体がつくられる．抗体自身もタンパク質である．

9. 不可欠アミノ酸（必須アミノ酸）を含む．タンパク質を構成するアミノ酸のうち9種類は，体内で合成できないために食物として摂取しなければならない．

10. タンパク質の栄養価は不可欠アミノ酸（必須アミノ酸）の充足度によっても決められる．

を満たしたタンパク質が良質タンパク質と考えられる．特に体内で合成できない不可欠アミノ酸（必須アミノ酸）の含有比率が重要である．

d. ミネラルの機能と栄養障害

　ヒトの体で水分を除いた固形成分のうち，その大部分は炭素（50%），酸素（20%），水素（10%），窒素（8.5%）の4元素からできており，これらで全体の88.5%を占めている（表6.8参照）．残りの11.5%はその他の元素から構成されているが，これらを総称してミネラルという．ミネラルのことを灰分ということもあるが，人体を焼くと，ミネラルの一部は気体となって失われるので，ミネラルと灰分は内容が一致しない．

　ミネラルは，骨や歯に含まれるカルシウム，リン，マグネシウム，筋肉に多く含まれる硫黄など重要な体構成成分である．また，体液の浸透圧や酸塩基平衡の調節に関係するナトリウム，カリウムなどをはじめ，血液の凝固系に関係するカルシウム，神経や筋肉のはたらきに関係するカリウム，マグネシウム，種々の酵素のはたらきに関係するカルシウム，マグネシウムなどのように，ミネラルは微妙な生体調節機構にも重要な機能を演じている．ミネラルの機能と欠乏症を表6.4にまとめた．

e. ビタミンの機能と栄養障害

　ビタミンは，19世紀末から20世紀の初めにかけて，その当時まで世界各地で多くの人々が悩まされていた脚気，壊血病，ペラグラ，くる病，夜盲症などと関係の深い微量素として発見され，1920年に命名された栄養素である．

　ビタミンは体構成成分でもなく，またエネルギー源でもないが，健康な生活を営むためには欠くことのできない酵素作用，代謝調節作用などの生理作用と密接な関係をもっている．また近年ではビタミンAやビタミンDは遺伝子発現を調

	元素（元素記号）	機能	欠乏症
多量元素	カルシウム (Ca)	骨・歯の形成，筋肉・心筋の収縮，神経刺激の伝達，血液凝固，細胞内情報伝達，酵素の補因子など	くる病，骨軟化症，骨粗鬆症
	リン (P)	骨・歯の形成，リン酸化合物の形で多種類の生体成分を構成，代謝に関与	食欲不振，倦怠感，体重減少，骨軟化症など
	カリウム (K)	細胞内浸透圧の調節，膜電位の調節，酸・塩基平衡，酵素の活性化など	筋力低下，脱力感，心電図異常，低血圧など
	硫黄 (S)	含硫アミノ酸の構成成分	ほとんど見られない
	塩素 (Cl)	細胞外液の浸透圧調節，酸・塩基平衡，胃酸（塩酸）の成分	ほとんど見られない
	ナトリウム (Na)	細胞外液の浸透圧調節，膜電位の調節，筋肉・神経の興奮，体液量の調節，酸・塩基平衡，グルコースやアミノ酸の吸収	食欲不振，けいれん，筋肉痛，血液濃縮など
	マグネシウム (Mg)	骨の形成，酵素の補因子，筋肉・神経の興奮，体温調節など	神経障害，循環器障害，低カルシウム血症
微量元素	鉄 (Fe)	酸素の運搬，エネルギー産生，酸化還元反応	鉄欠乏性貧血，作業能力の低下，精神活動の低下
	亜鉛 (Zn)	細胞分裂，核酸代謝，酵素の補因子など	肢端性皮膚炎，創傷治癒障害，味覚障害など
	銅 (Cu)	ヘモグロビン合成，結合組織代謝，酵素の補因子など	貧血，メンケス病など
	マンガン (Mn)	酵素の補因子	体重減少，成長遅延，骨形成異常，糖質・脂質代謝異常など
	ヨウ素 (I)	甲状腺ホルモンの構成成分	甲状腺腫，クレチン病
	セレン (Se)	過酸化物の分解，グルタチオン酸化など	克山病，肝壊死，白筋病など
	モリブデン (Mo)	フラビン酵素の成分，キサンチン・ヒポキサンチン代謝	頻脈，頭痛，夜盲症，意識障害など
	コバルト (Co)	ビタミン B_{12} の構成成分	巨赤芽球性貧血（悪性貧血）
	クロム (Cr)	糖や脂質代謝に関与，インスリン作用の増強	耐糖能低下，成長障害など
	フッ素 (F)	歯の形成，骨の維持など	う歯など

表6.4　ミネラルの機能と欠乏症

節するはたらきをもっていることも明らかになっている．そのためにビタミンを適量摂取することは，健康を保持・増進するうえで重要である．ビタミンの機能と欠乏症を表6.5にまとめた．

f.　水の栄養学的意義

水は体重の約60%を占め，体を構成する物質の中で最も多量に存在する成分である．栄養素として扱われることは少ないが「飲食物に含まれている各種の成分のうち，生命の維持に必要な成分」という定義からすると，水は重要な栄養素であるということができる．発汗や下痢などによって，体重の2%にあたる水分を失うと，のどの渇きをおぼえ，放置すると身体活動量が少なくなる．発汗や下痢がなくても，3〜4日間まったく水分を摂取しないと，体水分を失い，体重の6%以上の水分を喪失すると顔面は灰色となり，強い口渇感をおぼえ，ものを飲み込むことが困難となり，精神は錯乱状態に陥る．水の栄養学的意義を表6.6にまとめた．

		名称	化学名	主作用	欠乏症
脂溶性ビタミン		ビタミンA	レチノール	網膜色素成分 上皮保護	夜盲症，眼乾燥症，角膜軟化症，毛孔性角化症，感染の抵抗力低下，成長停止
		プロビタミンA	カロテン		
		ビタミンD（D₂，D₃）	カルシフェロール エルゴステロール	カルシウムの吸収促進	くる病，骨軟化症，骨および歯の発育不全
		プロビタミンD	7-デヒドロコレステロール		
		ビタミンE	トコフェロール	過酸化防止	未熟児での溶血性貧血
		ビタミンK	フィロキノン，メナキノン，メナジオン	血液凝固，カルシウム結合性タンパク質の生成	血液凝固遅滞，肝障害，乳児の下血，頭蓋内出血
水溶性ビタミン	ビタミンB群	ビタミンB₁	チアミン	糖質酸化分解	脚気，多発性神経炎，食欲減退，消化不良
		ビタミンB₂	リボフラビン	酸化還元反応	成長停止，口角炎，口唇炎，舌炎，脂漏性皮膚炎，広汎性表在角膜炎
		ナイアシン	ニコチン酸，ニコチンアミド	酸化還元反応	ペラグラ
		ビタミンB₆	ピリドキシン	アミノ酸代謝	皮膚炎，食欲不振，けいれん
		ビタミンB₁₂	コバラミン	分子内残基転移，メチル化，異性化	巨赤芽球性貧血（悪性貧血）
		葉酸（フォラシン）	葉酸 プテロイルグルタミン酸	C₁残基活性化	巨赤芽球性貧血，胎児の催奇形性
		パントテン酸	パントテン酸	酢酸，コハク酸，脂肪酸の活性化	皮膚炎
		ビオチン	ビオチン	カルボキシ基転移	皮膚炎，脱毛
	ビタミンC		アスコルビン酸	還元，ヒドロキシル化，コラーゲン合成	壊血病
その他のビタミン様作用因子		必須脂肪酸（ビタミンF）	リノール酸，α-リノレン酸	脂質成分 プロスタグランジン生成	皮膚炎，成長停止
		ユビキノン（補酵素Q）	ユビキノン	電子伝達系因子	
		リポ酸	リポ酸	ピルビン酸酸化	ピルビン酸酸化不良
		イノシトール	イノシトール	リン脂質成分，カルシウム出動	脂肪肝，ネズミ無毛症
		コリン	コリン	リン脂質成分，神経伝導	脂肪肝，肝硬変
		カルニチン	カルニチン	脂肪酸の膜透過	成長停止
		オロト酸（ビタミンB₁₃）	オロト酸	ヌクレオチド合成	ネズミ成長停止
		パラアミノ安息香酸（PABA）	p-アミノ安息香酸	葉酸成分	ネズミ毛色素沈着不良，ニワトリ成長停止
		ピロロキノリンキノン（PQQ）	ピロロキノリンキノン	酸化還元反応	ネズミ成長停止
		ビタミンP	シトリン，ヘスペリジン，ルチン	血管壁抵抗性亢進	血管性紫斑病
		ビタミンU	S-メチルメチオニンスルホニウムクロリド	胃潰瘍防止	胃潰瘍

表6.5 ビタミンの機能と欠乏症

表 6.6　水の栄養学的意義

1. 生体成分を溶解する溶媒としての機能	5. 酸塩基平衡の調節
2. 栄養素や老廃物などの運搬	6. 浸透圧の調節
3. 老廃物などの排泄	7. 体温の保持・調節
4. 消化液やホルモンなどの分泌	

B.　栄養素と体構成成分

　私たちの体は，食物として摂取した栄養素，およびこれらからつくられる成分によって形成されている．

　成人男性（体重70 kg）の体構成成分を表6.7に示した．ヒトの体の約60%は水であり，残りの約40%が脂肪，タンパク質，ミネラルおよび糖質である．体水分を除くと，炭素が最も多く，炭素，酸素，水素および窒素だけで88.5%を占める（表6.8）．炭素，酸素，水素は食物中の糖質，脂質およびタンパク質からおも

表 6.7　体構成成分

	体構成成分	体重70 kgあたりの量	体構成成分の割合（%）
体重70 kg	水	41.3 kg	59.0
	脂肪	14.8 kg	21.1
	その他	13.9 kg	19.9
除脂肪体重55.2 kg	水	41.3 kg	74.8
	窒素（N）	1,877 g	3.4
	カルシウム（Ca）	1,236 g	2.24
	リン（P）	662 g	1.20
	カリウム（K）	149 g	0.27
	ナトリウム（Na）	99 g	0.18
	塩素（Cl）	99 g	0.18
	マグネシウム（Mg）	26 g	0.047
	鉄（Fe）	4.1 g	0.0074
	亜鉛（Zn）	1.5 g	0.0028
	銅（Cu）	0.094 g	0.00017

表 6.8　体を構成する元素（体水分を含まない）

元素	百分率（%）	元素	百分率（%）
炭素（C）	50	硫黄（S）	0.8
酸素（O）	20	ナトリウム（Na）	0.4
水素（H）	10	塩素（Cl）	0.4
窒素（N）	8.5	マグネシウム（Mg）	0.1
カルシウム（Ca）	4.0	鉄（Fe）	0.01
リン（P）	2.5	マンガン（Mn）	0.001
カリウム（K）	1.0	ヨウ素（I）	0.00005

に供給される. 窒素はタンパク質のみから供給される元素である. 残りの
11.5%は, その他の元素から構成されている.

6.2 食品の3つの機能

　食品とは, 栄養素を1種類以上含み, 有害物質が極めて少ない天然物またはその加工品である.

　食品を機能の観点から分類すると, 生命活動を維持するために栄養素の補給にかかわる栄養機能 (一次機能), 嗜好にかかわる感覚機能 (二次機能) および生体調節にかかわる機能 (三次機能) に分けられる.

(1)一次機能(栄養機能)　　食品に含まれる栄養素本来の機能である.

(2)二次機能(感覚機能)　　食品の嗜好にかかわる感覚機能である. 食品は, 味, 形, 色, 香り, テクスチャーなどによって, 味覚, 視覚, 嗅覚, 触覚などの感覚受容器を刺激する. この刺激は, 嗜好を満足させ, 食生活を豊かにする.

(3)三次機能(生体調節機能)　　食品の生体調節にかかわる機能である. 食品には, 生体防御機能, 生体リズムの調節機能, 疾病の予防と回復などに関与する成分が発見され, 食品の三次機能として注目されている.

---

1) 糖質は, エネルギー源として機能する.
2) 脂質は, エネルギー源, 体構成成分の材料および生体調節機能を有する.
3) タンパク質は, エネルギー源, 体構成成分の材料および生体調節機能を有する.
4) ミネラルは, 体構成成分の材料および生体調節機能を有する.
5) ビタミンは, 生体調節機能を有する.
6) 水は, 体重の約60%を占める体構成成分である.
7) 食品は, 栄養, 感覚, 生体調節の3つの機能を有する.

---

7. エネルギー代謝

　生命活動を営むためには，絶えずエネルギーを供給しなければならない．エネルギーを生み出すため，栄養素を摂取し，これらを分解する過程で生じたエネルギーを熱エネルギー，化学エネルギー，電気エネルギー，機械エネルギーなど，さまざまな種類のエネルギーに変換し，生理機能の維持に役立てている．体内での栄養素の代謝を，生体全体におけるエネルギーの変換・出納の観点から扱うことをエネルギー代謝という．

7.1 栄養領域におけるエネルギー

　18世紀にラボアジエによって，物質が酸素と結合する現象が燃焼であるとされ，生体内におけるエネルギーの産生も同様に栄養素の燃焼により起こることがわかった．このことが礎となり，その後のエネルギー代謝研究の発展につながった．またエネルギー消費量の測定方法が開発され，栄養素の熱量についても明らかになった．

A. エネルギーの単位

　日本ではエネルギーの単位としてカロリー（cal）が用いられてきた．これは1気圧の環境下で，1gの水を1℃上昇させるのに要する熱量である．国際単位としては，ジュール（J）が用いられ，1ニュートン（N）の力で物体を1m動かす時の仕事である．1kcal＝4.184kJの関係がある（図7.1）．

B. 化学的エネルギーの体内利用

　体内においてエネルギーを生み出すためには，食物に含まれる化学エネルギーを取り込み，代謝する必要がある．糖質，脂質，タンパク質は，化学エネルギーをもつエネルギー産生栄養素であり，これらを代謝することによってアデノシン

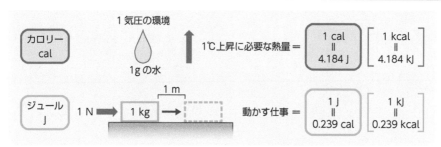

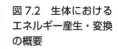

図 7.2 生体におけるエネルギー産生・変換の概要

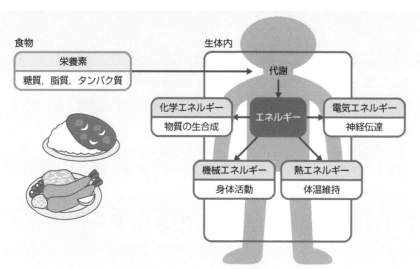

三リン酸 (ATP) などの高エネルギーリン酸化合物を合成することができる．高エネルギーリン酸化合物の加水分解過程で発生するエネルギーは，体温を維持するための熱エネルギー，物質の生合成のための化学エネルギー，神経を興奮させる電気エネルギー，筋収縮のための機械エネルギーなどに変換される(図7.2)．

C. エネルギー産生栄養素の生理的燃焼価

a. 食物のエネルギー量測定

食物中に含まれるエネルギー量は，高圧酸素中で完全燃焼させる際に発生する熱量から測定することができ，物理的燃焼価という．この物理的燃焼価は，ルブナーによって糖質4.10 kcal/g，脂質9.45 kcal/g，タンパク質5.65 kcal/gと示された(表7.1)．

b. 生理的燃焼価は生体で利用できるエネルギー

生体内において栄養素は燃焼され，エネルギーを生じる．糖質，脂質がほぼ完全に燃焼されるのに対して，タンパク質についてはエネルギーを保有した窒素化合物を排泄するため，生体内での燃焼価は低くなる．このタンパク質損失分のエネルギー量は，日本人では1.30 kcal/gとされている．さらに，消化吸収率（糖

表7.1　栄養素の物理的燃焼価と生理的燃焼価

栄養素	燃焼価 (物理的燃焼価) (kcal/g)	消化吸収率[*1] (%)	尿中への損失 (kcal/g)	利用エネルギー量 (生理的燃焼価) (kcal/g)
糖質	4.10	98	—	4.0(4)[*2]
脂質	9.45	95	—	8.9(9)[*2]
タンパク質	5.65	92	1.30	4.0(4)[*2]

[*1]　平均消化率(%)．糖質は植物性97，動物性98，脂質は植物性90，動物性95，タンパク質は植物性85，動物性97%とし，アメリカ人の日常食の動物性食品の摂取比率を糖質5%，脂質91%，タンパク質61%と見積もり，加重平均により消化率を求めた．

[*2]　1桁に整数値化したものをアトウォーターの係数という．

質98%，脂質95%，タンパク質92%)を考慮した糖質4.0 kcal/g，脂質8.9 kcal/g，タンパク質4.0 kcal/gが生理的燃焼価として示されている．現在は，アトウォーターによって提唱された糖質4 kcal/g，脂質9 kcal/g，タンパク質4 kcal/gが，アトウォーターのエネルギー換算係数といわれ，食物のエネルギー含有量の算出に用いられる(表7.1)．

　糖質，脂質，タンパク質以外では，アルコール，酢酸がそれぞれ7.1 kcal/g，3.5 kcal/gのエネルギーを有する．

D.　細胞レベルのエネルギー

ATP：adenosine triphosphate，アデノシン三リン酸

　細胞内のエネルギーは，食物の代謝によって得られた高エネルギーリン酸化合物から獲得される．高エネルギーリン酸化合物であるATPやクレアチンリン酸が加水分解される際にエネルギーが産生され，細胞内のさまざまな活動に利用される．ほとんどは，グルコース，脂肪酸，アミノ酸が分解される過程で合成されるATPが，加水分解される際に発生するエネルギーである．これらの栄養素からATPを合成する代謝経路として，無酸素的経路(ATP・クレアチンリン酸系，解糖系)と酸素を利用する有酸素的経路(酸化的リン酸化)がある(図7.3)．

クレアチンリン酸系

筋肉細胞中にはクレアチンリン酸が存在する．クレアチンリン酸がクレアチンキナーゼのはたらきによって加水分解され，リン酸が外されクレアチンになる際にエネルギーが発生する．この反応は非常に早く，運動初期における急速なATP供給に寄与する．クレアチンリン酸量は限られており短時間しか持続せず，高強度の運動では10秒程度で枯渇してしまう．また単位時間当たりのエネルギー供給量が大きいため，短時間かつ強度の高い運動を行う際に主としてはたらく．

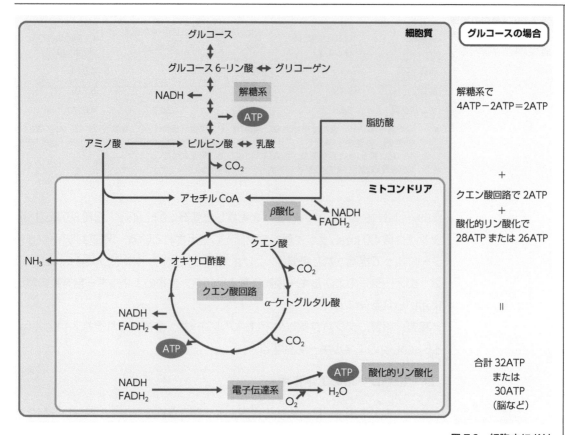

図 7.3　細胞内における栄養素代謝とエネルギー産生機構

a.　解糖系による ATP の供給

　グルコースが酸素を必要とせずに分解される経路を解糖系という．1分子のグルコースから2分子の乳酸が生成されるが，この過程で2分子の ATP が生成される．運動時には，グルコースの分解が増加するが，酸素の要求量に対して供給量が不足する場合には，乳酸の生成が高まる．グルコースは，ピルビン酸まで分解された後，酵素が不足した状態では乳酸となる．酸素が十分に供給されている場合には，ミトコンドリアでアセチル CoA に変換され，酸化的リン酸化において代謝される．

b.　酸化的リン酸化による ATP の供給

　ミトコンドリアにおいて，グルコースや脂肪酸を酸化し，ATP を合成する経路を酸化的リン酸化という．グルコースは，解糖系によってピルビン酸まで代謝された後，酵素が十分に供給される状態ではミトコンドリアに入り，アセチル CoA に変換されて，クエン酸回路へ進む．脂肪酸は，ミトコンドリア内へ輸送された後，β酸化を受けてアセチル CoA となり，クエン酸回路に入る．アセチル CoA はクエン酸回路で分解されるが，これら一連の過程で生成した NADH や $FADH_2$ の水素は，電子伝達系で，水まで酸化される．この反応に共役して，

ATP合成酵素により多量のATPが産生される. 1分子のグルコースから32分子(脳などは30分子)のATPが産生される. また, 1分子のパルミチン酸からは, 106分子のATPが産生される.

7.2 エネルギー代謝

A. 基礎代謝

a. 基礎代謝の定義

覚醒時において最低限必要なエネルギー消費量を基礎代謝 (basal metabolism) という. すなわち, 基礎代謝とは, 食物の消化・吸収, 環境温度, 身体活動, 精神的影響などのエネルギー代謝に影響を与える要因を排除した生命活動の維持に必要なエネルギー量である.

b. 測定条件

一般には, 食後12時間後 (一晩絶食後) の早朝空腹時に仰臥位安静かつ精神的に安定した状態で, 適度な室温, 湿度下において測定される. 前日の食事や身体活動, 睡眠時間にも影響を受けるため, 測定条件を慎重に調整する必要がある. 各年齢における基礎代謝基準値 (kcal/kg体重/日) が示されており (表7.2), これに体重(kg)を乗じることで基礎代謝量を求めることができる.

表7.2 各年代における基礎代謝基準値 (kcal/kg体重/日)
[日本人の食事摂取基準 (2020年版)]

年齢(歳)	1～2	3～5	6～7	8～9	10～11	12～14
男性	61.0	54.8	44.3	40.8	37.4	31.0
女性	59.7	52.2	41.9	38.3	34.8	29.6
年齢(歳)	15～17	18～29	30～49	50～64	65～74	75以上
男性	27.0	23.7	22.5	21.8	21.6	21.5
女性	25.3	22.1	21.9	20.7	20.7	20.7

c. 基礎代謝におよぼす要因

基礎代謝量は, 体表面積, 体組成, 年齢などによって影響を受ける. 熱放散は体表から行われることから, 体温を維持するため体表面積に応じた熱を産生する. そのため, 体表面積と基礎代謝量は比例の関係がある. 体表面積は, 以下の高比良変法の式により求めることができる.

男子体表面積(m^2)＝(体重kg)$^{0.425}$×(身長cm)$^{0.725}$×0.007246

女子体表面積(m^2)＝(体重kg)$^{0.427}$×(身長cm)$^{0.718}$×0.007449

熱産生量は, 体温調節中枢である視床下部のはたらきにより, 内分泌系, 自律神経系を介して調節される (図7.4). 低温環境にさらされると, 交感神経の活動

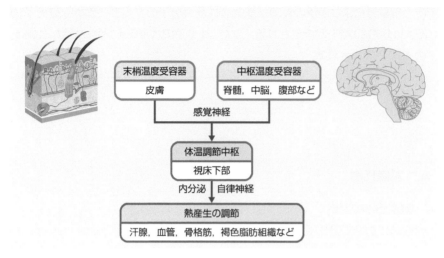

図 7.4　熱産生調節の
しくみ
［イラスト（皮膚）：河
田光博，栄養解剖生
理学（河田光博ほか
編），p.253，講談社
（2019）］

が高まり，カテコラミンやチロキシンが分泌され，代謝，心拍数が高まり，熱産
生が促進される．一方，高温環境にさらされると，代謝，心拍数は抑制され，発
汗を促すことで熱放散を効率化する．そのため，季節により基礎代謝量は変化し，
冬季は夏季と比べて10％程度高い．

　個体あたりの基礎代謝量は，思春期まで増加し，その後，加齢とともに少しず
つ低下する．体表面積あたりの基礎代謝量は，幼児期をピークに加齢とともに低
下する．基礎代謝量は，すべての年齢において女性より男性の方が高いが，これ
は体脂肪量，骨格筋量など体組成の違いによるものと考えられている．同じ性で
あっても，体組成の違いが基礎代謝量に影響を与える．骨格筋量の多い運動競技
者では，運動習慣のない者より基礎代謝量は高い．また，女性では，黄体ホルモ
ンの影響を受け，月経期に比べて黄体期は基礎代謝が高く，妊娠期では胎児のエ
ネルギー消費量の増加とともに5〜20％増加がみられる．

B.　安静時・睡眠時のエネルギー消費

　空腹でない状態で，椅子に軽く腰かけた状態のエネルギー代謝を安静時代謝
（resting metabolism）という．これは基礎代謝に加えて，姿勢維持のための筋活動
や食事による影響を受ける．安静時代謝量は基礎代謝量より20％高い値であり，
その内訳として10％が筋収縮によるもの，残りの10％が食事によるものである．
　睡眠時には筋活動が低下し，自律神経系，内分泌系の活動低下に伴う内臓のエ
ネルギー代謝も低下する．そのため，睡眠時のエネルギー代謝は基礎代謝より約
10％低下する．

C. 食事誘発性熱産生 (DIT)

食後にエネルギー代謝が亢進することを，食事誘発性熱産生 (diet-induced thermogenesis：DIT)という．その程度は食事組成によって特異的に影響を受けるため，従来，特異動的作用(specific dynamic action)といわれていた．熱産生のメカニズムの詳細は明らかでないものの，消化・吸収過程における消化管運動や吸収後の代謝過程の違いと考えられている．

食事誘発性熱産生は，タンパク質を摂取した際に最も大きく，摂取エネルギー量の約30%が熱産生に消費される．一方，糖質，脂質はそれぞれ6%，4%と低い．日本人の食事におけるエネルギー産生栄養素比率を考慮して，摂取した食物エネルギーの10%程度が食事誘発性熱産生として考慮される．また，カプサイシンのような食品中に含まれる微量成分も神経系，内分泌系を刺激することで熱産生を促す．

D. 活動代謝

身体活動を行うと，筋収縮に伴い，エネルギー消費量は安静時と比べて高まる．このときの代謝を活動代謝という．筋収縮のためのエネルギー供給機構として，ATP・クレアチンリン酸系，解糖系および酸化的リン酸化系がある．エネルギー供給を持続するためには，呼吸・循環機能により栄養素および酸素を絶えず骨格筋に供給し，代謝システムによりATP生成を持続する必要がある．また，エネルギー代謝の亢進は，運動後においてもしばらく持続する．

a. 身体活動強度と酸素摂取量

身体活動の強度に依存して，エネルギー消費量は高まる．また，代謝を維持するために強度に依存して酸素要求量が増加するため，呼吸により摂取する酸素量はエネルギー消費量と比例の関係をもつ．したがって，運動時のエネルギー代謝は運動強度の指標として用いられる．

b. 活動強度の単位

エネルギー消費量は運動強度と体重に依存することから，1日の生活における身体活動を記録しておけば簡易的に見積もることが可能である．運動強度の指標(単位)として，メッツ，Af，RMRなどがある．

(1)メッツ　メッツ(METs：metabolic equivalents)は，総エネルギー消費量を座位安静時代謝量で除したものである．「日本人の食事摂取基準 (2020年版)」や「健康づくりのための身体活動基準2013」でも身体活動強度の単位として取り入れられている．たとえば普通歩行は3メッツ，やや速歩は4.3メッツ，ゆっくりとしたジョギングは7メッツと見積もることができる(表7.3)．

エネルギー消費量(kcal)は，メッツ×時(h)×体重(kg)で簡易的に求めることが

生活活動	
1.8	立位（会話，電話，読書），皿洗い
2.0	ゆっくりした歩行（平地，非常に遅い＝53 m/分未満，散歩または家の中），料理や食材の準備（立位，座位），洗濯，子どもを抱えながら立つ，洗車・ワックスがけ
2.2	子どもと遊ぶ（座位，軽度）
2.3	ガーデニング（コンテナを使用する），動物の世話，ピアノの演奏
2.5	植物への水やり，子どもの世話，仕立て作業
2.8	ゆっくりした歩行（平地，遅い＝53 m/分），子ども・動物と遊ぶ（立位，軽度）
3.0	普通歩行（平地，67 m/分，犬を連れて），電動アシスト付き自転車に乗る，家財道具の片付け，子どもの世話（立位），台所の手伝い，大工仕事，梱包，ギター演奏（立位）
3.3	カーペット掃き，フロア掃き，掃除機，電気関係の仕事：配線工事，身体の動きを伴うスポーツ観戦
3.5	歩行（平地，75〜85 m/分，ほどほどの速さ，散歩など），楽に自転車に乗る（8.9 km/時），階段を下りる，軽い荷物運び，車の荷物の積み下ろし，荷づくり，モップがけ，床磨き，風呂掃除，庭の草むしり，子どもと遊ぶ（歩く/走る，中強度），車椅子を押す，釣り（全般），スクーター（原付）・オートバイの運転
4.0	自転車に乗る（≒16 km/時未満，通勤），階段を上る（ゆっくり），動物と遊ぶ（歩く/走る，中強度），高齢者や障がい者の介護（身支度，風呂，ベッドの乗り降り），屋根の雪下ろし
4.3	やや速歩（平地，やや速めに＝93 m/分），苗木の植栽，農作業（家畜に餌を与える）
4.5	耕作，家の修繕
5.0	かなり速歩（平地，速く＝107 m/分），動物と遊ぶ（歩く/走る，活発に）
5.5	シャベルで土や泥をすくう
5.8	子どもと遊ぶ（歩く/走る，活発に），家具・家財道具の移動・運搬
6.0	スコップで雪かきをする
7.8	農作業（干し草をまとめる，納屋の掃除）
8.0	運搬（重い荷物）
8.3	荷物を上の階へ運ぶ
8.8	階段を上る（速く）

運動	
2.3	ストレッチング，全身を使ったテレビゲーム（バランス運動，ヨガ）
2.5	ヨガ，ビリヤード
2.8	座って行うラジオ体操
3.0	ボウリング，バレーボール，社交ダンス（ワルツ，サンバ，タンゴ），ピラティス，太極拳
3.5	自転車エルゴメーター（30〜50ワット），自体重を使った軽い筋力トレーニング（軽・中等度），体操（家で，軽・中等度），ゴルフ（手引きカートを使って），カヌー
3.8	全身を使ったテレビゲーム（スポーツ・ダンス）
4.0	卓球，パワーヨガ，ラジオ体操第1
4.3	やや速歩（平地，やや速めに＝93 m/分），ゴルフ（クラブを担いで運ぶ）
4.5	テニス（ダブルス）*，水中歩行（中等度），ラジオ体操第2
4.8	水泳（ゆっくりとした背泳）
5.0	かなり速歩（平地，速く＝107 m/分），野球，ソフトボール，サーフィン，バレエ（モダン，ジャズ）
5.3	水泳（ゆっくりとした平泳ぎ），スキー，アクアビクス
5.5	バドミントン
6.0	ゆっくりとしたジョギング，ウェイトトレーニング（高強度，パワーリフティング，ボディビル），バスケットボール，水泳（のんびり泳ぐ）
6.5	山を登る（0〜4.1 kgの荷物を持って）
6.8	自転車エルゴメーター（90〜100ワット）
7.0	ジョギング，サッカー，スキー，スケート，ハンドボール*
7.3	エアロビクス，テニス（シングルス）*，山を登る（約4.5〜9.0 kgの荷物を持って）
8.0	サイクリング（約20 km/時）
8.3	ランニング（134 m/分），水泳（クロール，ふつうの速さ，46 m/分未満），ラグビー*
9.0	ランニング（139 m/分）
9.8	ランニング（161 m/分）
10.0	水泳（クロール，速い，69 m/分）
10.3	武道・武術（柔道，柔術，空手，キックボクシング，テコンドー）
11.0	ランニング（188 m/分），自転車エルゴメーター（161〜200ワット）

表7.3　身体活動の種類とメッツ値
*試合の場合
［健康づくりのための身体活動基準 2013］

できる．この簡易式は，おもな運動の種類のメッツと自身の体重を把握してさえいれば計算できるため，栄養および運動指導の現場や個人レベルで日常生活のエネルギー出納を見積もるうえで有用である．

表 7.4　健康づくりの ための身体活動基準
［健康づくりのための 身体活動基準 2013］

	身体活動（生活活動 + 運動）	運動
18〜64歳	23 メッツ・時/週 （3 メッツ以上の強度の身体活動を毎日 60 分）	4 メッツ・時/週 （3 メッツ以上の強度の運動を毎週60分）
65歳以上	10 メッツ・時/週 （強度を問わず，毎日 40 分）	–

(2) Af　　Af（activity factor）は，総エネルギー消費量を基礎代謝量で除したものである．絶食時における座位安静時代謝量は，基礎代謝量よりも10%ほど大きく見積もられるため，Afはメッツの1.1倍に相当する．

(3) RMR　　RMR（relative metabolic rate）は，総エネルギー消費量から安静時代謝量を差し引いた値を基礎代謝量で除したものである．すなわち，身体活動に利用された代謝量が基礎代謝量の何倍に相当するかを表す．安静時は0，睡眠時はマイナスの値となるため，身体活動時においてのみ適用することができる．

c.　身体活動基準

　日常生活における身体活動の増加が，健康の維持・増進につながることは広く知られている．心血管疾患，代謝性疾患，がんなどの生活習慣病の罹患リスクを低減するとともに，加齢に伴う運動機能や認知機能の低下を防ぐことが多くの疫学研究によって支持されている．これらの科学的根拠をもとに，「健康づくりのための身体活動基準2013」（厚生労働省）が定められている．この身体活動基準における活動強度の単位としてメッツ，活動量の単位としてメッツ・時が用いられている．

　国内外の科学的根拠をもとに，18歳から64歳については，3メッツ以上の身体活動を23メッツ・時/週と設定された．具体的には，「歩行またはそれと同等以上の強度の身体活動を毎日60分以上行う」に相当する（表7.4）．そのうち，息がはずみ汗をかく程度の運動を毎週60分行うことが推奨されている．また，65歳以上については，強度を問わず，身体活動を10メッツ・時/週と設定された．具体的には，姿勢を問わず，毎日40分身体を動かすことが推奨されている．

7.3 ｜エネルギー消費量の測定

　生体におけるエネルギー消費量を測定する方法として，発生する熱量を直接測定する直接法と間接的に推定する間接法がある．

A.　直接法

　直接法は，単位時間内に熱として放出されるエネルギー量を，水に吸収させて熱量として測定する方法である．代表的なものとして，アトウォーター・ローザ・

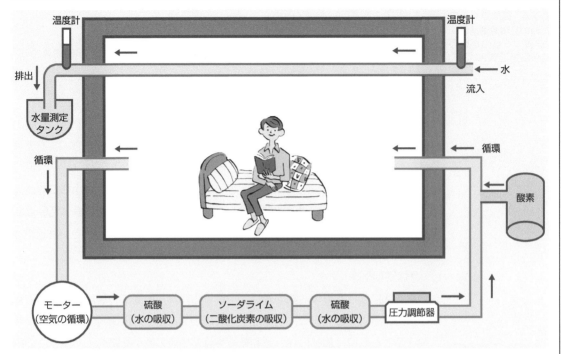

図7.5　アトウォーター・ローザ・ベネディクト熱量計による直接熱量測定

ベネディクト熱量計を用いた測定がある（図7.5）．測定室を取り囲む水管の水温変化，呼気中の水蒸気の気化熱，対象者の体温変化などからエネルギー消費量を測定する．この測定を行うには，大がかりな設備が必要で，また身体活動も制約されるため活動時の代謝を測定するのが困難という欠点がある．

B.　間接法

　間接法は生体成分や生理機能の変化を測定してエネルギー消費量を推定する方法で，呼気ガス分析法や心拍数記録法，生活活動記録法がある．

(1) 呼気ガス分析法　　呼気ガス分析法は，精度が高く，直接法と比べても大きな誤差が生じにくいことから，間接法として広く用いられている．バルブを持つ呼気採集用マスクを介して外気（空気）を吸い，呼気を採取し，呼気量および各ガス濃度を分析することで酸素消費量を求める方法により行う．従来，被験者がダグラス・バッグを背負い，一定期間の呼気ガスを採取して分析する方法（ダグラスバッグ法）が用いられてきたが，現在はブレス・バイ・ブレス法によってリアルタイムで分析できる機器が普及している（図7.6）．

　グルコース，脂肪酸，アミノ酸の代謝過程で生じるATPの多くは，ミトコンドリアにおいて酸素を利用して，最終的に二酸化炭素を産生する細胞内呼吸の結果，合成される．したがって，呼気量および呼気中酸素濃度および二酸化炭素濃度は全身の細胞内呼吸を反映する．そのため，呼気を分析することによって全身

**図7.6　ブレスバイブ
レス法による間接熱量
測定**
［青井渉，応用栄養学
第5版（木戸康博ほか
編），p.207，講談社
（2016）］

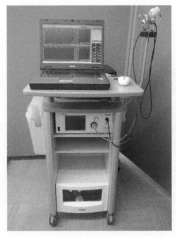
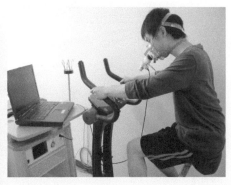

のエネルギー消費量を推定することが可能となる.

　また，同様の原理で，生活環境を備えた部屋全体のガス濃度変化を測定することでエネルギー消費量を推定するヒューマンカロリーメーターも開発されている.　これを用いることにより，呼気採取マスクの装着による制限を受けず，日常生活におけるエネルギー消費量を測定することが可能となった.

(2) 心拍数記録法　　心拍数が酸素摂取量と比例の関係にあることを利用したものである.　最大心拍数（220－年齢）を利用して，相対的運動強度の設定にも利用される.

(3) 生活活動記録法　　生活活動を記録し，その内容に応じてメッツやRMRを利用して，エネルギー消費量を計算する方法である.

　(2)と(3)はいずれも精度は劣るものの，高額な機器や高度な分析を必要とせず，推定することができる.

C.　呼吸商

　エネルギー基質（栄養素）の種類によって，利用される酸素量と産生される二酸化炭素量が異なる.　呼気分析を行い，酸素摂取量（$\dot{V}O_2$）と二酸化炭素排泄量（$\dot{V}CO_2$）を測定することで栄養素燃焼比を求めることができる.　二酸化炭素排泄量を酸素摂取量で除した値を呼吸商（respiratory quotient：RQ）といい，栄養素燃焼の指標として用いられる.

D.　二重標識水法

　2種類の安定同位体^{2}Hと^{18}Oを使用して，エネルギー消費量を測定する間接法の一つである.　^{2}Hと^{18}Oを含む水を摂取し，尿に排泄された安定同位体の量を測定する.　摂取した水素は水に代謝され，酸素は水と二酸化炭素に代謝されるた

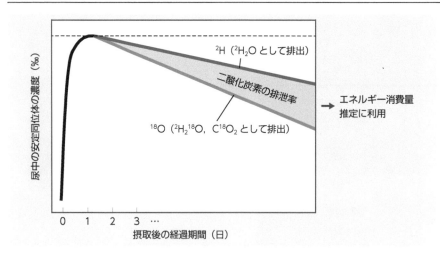

図 7.7　二重標識水を用いたエネルギー消費量測定の原理

め，酸素の減少率が水素の減少率より大きくなる．尿中の酸素と水素の同位体の減衰率の差から，二酸化炭素排泄量を推定できる（図7.7）．

　二酸化炭素排泄量と呼吸商から酸素消費量を求められれば，エネルギー消費量を計算することができる．このように二重標識水法は試料採取や分析に労力は要するものの，エネルギー消費量を高精度に推定することができる．

　「日本人の食事摂取基準（2020年版）」では，二重標識水法によって測定された値をもとに，身体活動レベル（physical activity level：PAL）が決められてる．身体活動レベルの3区分（低い，ふつう，高い）に応じた推定平均必要量が示されている．

E.　実際のエネルギー消費量の測定

　たとえばグルコースの燃焼では，グルコース1分子と酸素6分子から二酸化炭素6分子と水6分子が生成する．一方，パルミチン酸1分子の燃焼には酸素23分子を利用し，16分子の二酸化炭素と16分子の水が生成される．

$$C_6H_{12}O_6（グルコース）+6O_2　→　6CO_2+6H_2O$$

$$C_{16}H_{32}O_2（パルチミン酸）+23O_2　→　16CO_2+16H_2O$$

　したがって，糖質（グルコース）のみが利用される場合は呼吸商は1.0となり，脂質（パルチミン酸）のみが利用される場合は0.7となる（脂質全体としては，0.707の値が用いられる）．呼気ガス分析により呼吸商の値がわかれば，Zunts–Schumburg–Lusk の表（表7.5）を利用して下式によりエネルギー消費量を求めることができる．

　　エネルギー消費量（kcal）＝酸素摂取量（L）×酸素1Lあたりのエネルギー消費量（kcal／L）

　同表を用いて，糖質と脂質のそれぞれに由来するエネルギー消費量を求めることができる．

　さらに，タンパク質の燃焼量を考慮することで，より正確なエネルギー消費量

表7.5　非タンパク質呼吸商とエネルギー消費量
[Zuntz Schumburg–Lusk より]

非タンパク質呼吸商	酸化割合		酸素摂取量1Lあたりのエネルギー消費量（kcal/L）
	糖質（%）	脂質（%）	
0.707	0.0	100.0	4.686
0.710	1.1	98.9	4.690
0.720	4.8	95.2	4.702
0.730	8.4	91.6	4.714
0.740	12.0	88.0	4.727
0.750	15.6	84.4	4.739
0.760	19.2	80.8	4.751
0.770	22.8	77.2	4.764
0.780	26.3	73.7	4.776
0.790	29.9	70.1	4.788
0.800	33.4	66.6	4.801
0.810	36.9	63.1	4.813
0.820	40.3	59.7	4.825
0.830	43.8	56.2	4.838
0.840	47.2	52.8	4.850
0.850	50.7	49.3	4.862
0.860	54.1	45.9	4.875
0.870	57.5	42.5	4.887
0.880	60.8	39.2	4.899
0.890	64.2	35.8	4.911
0.900	67.5	32.5	4.924
0.910	70.8	29.2	4.936
0.920	74.1	25.9	4.948
0.930	77.4	22.6	4.961
0.940	80.7	19.3	4.973
0.950	84.0	16.0	4.985
0.960	87.2	12.8	4.998
0.970	90.4	9.6	5.010
0.980	93.6	6.4	5.022
0.990	96.8	3.2	5.035
1.000	100.0	0.0	5.047

を求めることができる．尿中窒素1gはタンパク質6.25gの燃焼に相当し，このときの酸素摂取量は5.92L，二酸化炭素排泄量は4.75L，さらに酸素1Lあたりの発生熱量は4.485kcalと見積もられる．そのため尿中の窒素量を測定し，タンパク質の燃焼に利用された酸素摂取量，二酸化炭素排泄量を，呼気ガス分析により実測された量から差し引くことで糖質と脂質のみからなる燃焼量が求められ

る．この時の呼吸商を非タンパク質呼吸商（nonprotein respiratory quotient：NPRQ）という．NPRQを用いて算出したエネルギー消費量にタンパク質分の熱量を加えることで，エネルギー消費量が求められる．

　しかし，タンパク質に由来するエネルギー消費量は，栄養状態や身体活動によって影響をうけるものの，全体の10%以下と考えられている．栄養状態が良好な場合，エネルギー基質として利用される割合は極めて少ない．そのため，尿中窒素排泄量の測定を行わず，呼気ガス分析から得られた呼吸商を用いてエネルギー消費量の計算を行うことが多い（この場合も，表7.5の値を用いる）．

7.4 エネルギー代謝の臓器特性

　体内におけるエネルギー消費量を臓器別にみた場合，それぞれに代謝特性がある．図7.8に示すとおり，骨格筋，肝臓，脳では多量のエネルギーを消費する．一方，脂肪組織はエネルギー消費量が少なく，エネルギー貯蔵臓器であることがわかる．単位重量あたりのエネルギー消費量は，心臓や腎臓のような安静時でも活発にはたらいている臓器では大きい．

　臓器によって，代謝特性を持ち，骨格筋は身体活動を維持するためにグルコース，脂肪酸を代謝し，エネルギーを消費する（図7.9）．肝臓は，貯蔵グリコーゲンの分解，糖新生により血糖を調節するほか，タンパク質，脂質を合成して，血中タンパク質や脂質を調節する．脂肪組織では，脂肪を合成して体脂肪として貯蔵する．一部，熱産生能力の高い褐色脂肪組織がある．

図7.8　臓器別エネルギー消費量
[Snyderら，Report of the Task Group on Reference Man Pregamon Press (1975)，Gallagherら，*Am. J. Physiol.*，275，E249-E258 (1998) 参照]

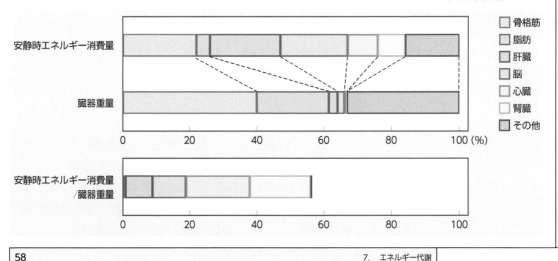

　　　　　　　　　　　　　　　7.　エネルギー代謝

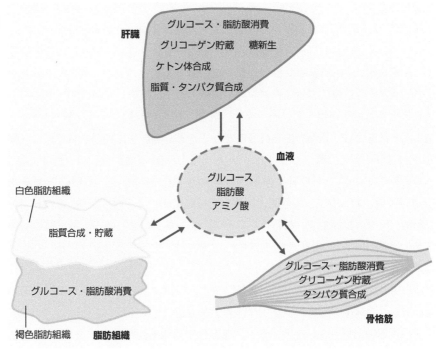

図7.9 骨格筋, 肝臓, 脂肪組織における代謝の特性

肝臓

グルコース・脂肪酸消費

グリコーゲン貯蔵　糖新生

ケトン体合成

脂質・タンパク質合成

血液

グルコース
脂肪酸
アミノ酸

白色脂肪組織

脂質合成・貯蔵

グルコース・脂肪酸消費

褐色脂肪組織　**脂肪組織**

グルコース・脂肪酸消費

グリコーゲン貯蔵

タンパク質合成

骨格筋

A.　骨格筋

　体重の約40%を占め, 身体活動を支える臓器である. 筋の収縮にはエネルギーが必要であり, 身体活動の時間と強度に依存して, エネルギー消費量は高まる. また, インスリンの主要な標的臓器であり血糖の70%以上を消費する. 脂肪酸の異化においても主要なはたらきをする. グリコーゲンを貯蔵するが, これは筋収縮のエネルギー源として利用され, 血糖調節には関与しない. また, クレアチンリン酸を含み, エネルギー源として利用する.

　無酸素的エネルギー供給系としてクレアチンリン酸系と解糖系がある. ともに急速にATPの再合成に寄与するが, 長続きせず, 短時間, 高強度の運動時に主としてはたらく. 解糖系では, 血液から取り込んだグルコース, 筋細胞内に貯蔵されているグリコーゲンを分解し, ピルビン酸を経て乳酸を生成する. 一方, ピルビン酸は有酸素下においてミトコンドリアで代謝を受け, 多量のエネルギー (ATP) を生成する. さらに, 細胞内に取り込まれた脂肪酸もミトコンドリアにおいて異化を受け, 運動を支えるため, 多量のエネルギー (ATP)を供給する.

B.　肝臓

　最も大きい内臓組織であり, 栄養素の異化, 合成, 分泌をはじめさまざまな代謝に関与する. 腸で吸収され, 血液中へ移行した栄養素が最初に流入する臓器が

肝臓である.

インスリンの調節を受けないグルコース輸送担体（glucose transporter 2：GLUT2）によってグルコースを取り込み，その一部をグリコーゲンとして貯蔵する. 肝臓重量の約8%までグリコーゲンを貯蔵することができ，骨格筋の1%と比べて大きい. 肝臓のグリコーゲンは，血糖の低下に反応して血液中へグルコースを放出する役割を担っている. また，乳酸，ピルビン酸，アミノ酸を材料に，グルコースを合成する糖新生を行うことができる. 糖新生に利用されるアミノ酸は，20種類のアミノ酸のうち，ロイシン，リジンを除く糖原性アミノ酸である.

肝細胞のミトコンドリアで多量の脂肪酸が異化されると，多量のアセチルCoAが生成され，クエン酸回路とは異なる経路に入り，アセト酢酸，βヒドロキシ酪酸，アセトンが生成される. これらはケトン体といわれる. 肝臓にはケトン体を代謝する酵素がないため，血液中へ放出され，さまざまな組織においてエネルギー源として利用される.

さらに肝臓は，中性脂肪，コレステロール，リポタンパク質，アルブミンなどを合成し，血液中の脂質，タンパク質濃度を調節している. 他の組織においてアミノ酸代謝の過程で生じたアンモニアを処理する尿素回路（オルニチン回路）をもつ. アンモニアは尿素回路で尿素に変換され，腎臓に送られて排泄される.

C.　脂肪組織

脂肪組織は，代謝特性の異なる白色脂肪組織と褐色脂肪組織に大別される. 白色脂肪組織は皮下や内臓組織周辺に多く存在する. ほとんどミトコンドリアを含有せず，エネルギー消費量は非常に小さい. 余剰の脂肪酸や糖から中性脂肪を合成して細胞内に多量に貯蔵するため，エネルギーの貯蔵庫としての役割が主である. アドレナリンなどのはたらきによりホルモン感受性リパーゼが活性化すると，貯蔵されている中性脂肪は脂肪酸とグリセロールに分解されて血液中へ放出される.

一方，褐色脂肪細胞は，新生児では肩甲骨や頚部の周辺に多く観察されるが，成長とともに退縮し，成人では少ない. 中性脂肪をほとんど含まず，ミトコンドリアを豊富に含有する. ミトコンドリア内膜に存在する脱共役タンパク質（Uncoupling protein：UCP）のはたらきにより，身体活動を伴わない非ふるえ熱産生を促し，多量のエネルギーを消費することができる.

脂肪組織はエネルギー貯蔵庫としてのはたらき以外に，アディポカインを分泌し，全身のエネルギー代謝を調節することが知られている. アディポカインの一種レプチンは，脂肪細胞の肥大によって血液への分泌が高まり，脳の摂食中枢を抑制する. また，腫瘍壊死因子（TNFα）やレジスチンは，骨格筋のインスリン感受性を減弱させる. 一方，アディポネクチンの分泌は体脂肪量と負の相関があり，

耐糖能を改善するはたらきがあることが知られている.

D. 脳

　脳は，多くの神経細胞（ニューロン）とグリア細胞から構成されており，さまざまな精神活動を担っている．重量は体重の3%程度であるが，酸素消費量は総消費量の25%にも上り，多量のエネルギーを消費する.

　脳の血管内皮細胞間は強力に結合しており，血液脳関門といわれ，多くの物質は血液から脳内に入ることができない．そのため，血液脳関門は脳の保護に重要な役割をしているが，同時にエネルギー基質が極めて限られている．脂肪酸は血液脳関門を通過することができないため，脳はグルコースのみを唯一のエネルギー源として利用している．脳内の神経細胞では，グルコースは酸素の存在下で酸化的リン酸化により，多量のエネルギーを産生している．脳内にはグリコーゲンがほとんど貯蔵されていないため，グルコースが枯渇すると，代替的にケトン体，乳酸をエネルギー源として利用することができる.

　また，脳は内分泌系，神経系を介して全身のエネルギー代謝を調節する．たとえば，下垂体前葉から分泌される成長ホルモンは，骨格筋のタンパク質合成や脂肪組織の中性脂肪の分解を促す．また，同じく下垂体前葉から分泌される刺激ホルモンのはたらきによって，甲状腺からチロキシン，副腎皮質からグルココルチコイドが分泌され，異化作用を促して熱産生を高める．また，自律神経のバランスが交感神経に傾くと，副腎髄質からカテコラミンが分泌され，同様に熱産生を高める.

7.5 | 運動とエネルギー代謝

　運動時には，筋収縮のためのエネルギー需要が高まる．持続的にエネルギー代謝を行うためには，栄養素および酸素が絶えず骨格筋に供給され，その代謝過程でATPを合成する必要がある．運動時のエネルギー代謝は，強度が増すにつれて増加し，利用されるエネルギー基質も変化する（図7.10）.

　これらの代謝応答には，内分泌系や自律神経系の活動が重要な役割を果たしている．運動に伴うエネルギー代謝の変化は，体力の向上ならびに肥満や糖尿病をはじめとする生活習慣病の予防・改善に寄与することが広く知られている.

A. 無酸素運動と有酸素運動

　ATP供給を有酸素的代謝系に依存した運動様式を有酸素運動という．酸素を利用する酸化的リン酸化系によって多量のATPを合成するため，長時間運動を

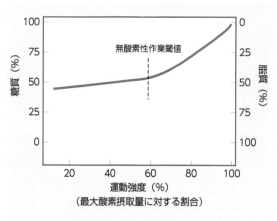

図7.10 運動強度とエネルギー基質

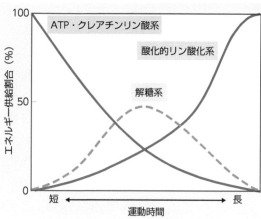

図7.11 運動時間とエネルギー供給機構

継続することができる(図7.11).

　一方,ATP供給を無酸素的代謝系であるATP・クレアチンリン酸系,解糖系に依存した運動を無酸素運動という.短時間でATPを合成することができるものの,量が少なく,また乳酸を生成するため短時間しか運動を継続することができない(図7.11).

　いずれの運動様式も,すべてのATP供給がそれぞれ有酸素下あるいは無酸素下で行われるということではなく,相対的に依存する割合が大きい代謝系であることを意味する.

a. 無酸素運動

　無酸素運動は,長時間行うことができないためエネルギー消費量が少ない.また,運動強度が高いためエネルギー基質として脂質をほとんど利用せず,心臓循環系への負荷も大きい.

b. 有酸素運動と健康

　身体活動量の増加は,食事から摂取した糖質,脂質を消費するとともに体脂肪の分解を促す.ジョギングや水泳,サイクリングなどの有酸素運動を習慣化することにより,インスリン抵抗性の改善や代謝酵素の活性化,ミトコンドリア数の増加などの適応が起こり,内臓脂肪の蓄積を防止し,メタボリック症候群の予防・改善に寄与する.特に,無酸素性作業閾値を超えない強度で行うことにより,疲労を遅延して長時間運動を持続できるため,効率的にエネルギーを消費することができる.1回20〜60分,週に3〜5回行うことが運動処方の基本原則として推奨されている.

c. レジスタンス運動

　レジスタンス運動(筋力トレーニング)は,ダンベルやバーベル,あるいはマシン

を使って骨格筋に抵抗負荷をかける運動様式である．従来，アスリートにおける
パワー向上を目的とした鍛錬方法として認識されてきた．しかし，日常生活に取
り入れることによって，年齢を問わず，筋肉量の維持・増強を促して生活機能低
下のリスクを低減し，またエネルギー代謝を改善して生活習慣病予防にも寄与す
ることがわかってきた．これらを背景に，身体活動基準ではレジスタンス運動を
行うことの有効性についての内容が盛り込まれている．

B.　最大酸素摂取量

　最大酸素摂取量（$\dot{V}O_2max$）は，単位時間あたりに生体が消費できる酸素の最大
値であり，全身の代謝系，酸素輸送系の最大能力を示す．そのため，有酸素運動
能力，全身持久力の指標として利用される．マラソン，水泳，スキーなどの運動
選手（アスリート）では高く，アスリートではなくても運動トレーニングを行うこ
とによって高まる．また，最大酸素摂取量に対する運動中に体内に摂取した酸素
の量の割合（%最大酸素摂取量）を用いることにより，個々の有酸素運動能力に応じ
た運動強度を設定することができ，目的に応じた運動処方に利用することができ
る．

1）生命活動を営むためには，絶えずエネルギーを供給しなければならない．
2）糖質，脂質，タンパク質はエネルギー産生栄養素であり，それぞれ
　4 kcal / g，9 kcal / g，4 kcal / g のエネルギーを有する．
3）エネルギー産生栄養素のエネルギーは ATP として細胞内のさまざまな
　活動に利用される．
4）基礎代謝量は，生命活動に最低限必要なエネルギー消費量である．
5）安静時代謝量は基礎代謝量に比べておよそ 20%高い．
6）身体活動強度の指標として，メッツ，Af，RMR がある．
7）エネルギー代謝の測定には，直接法と間接法がある．
8）呼吸商は，二酸化炭素排泄量を酸素摂取量で除した値である．
9）単位重量あたりのエネルギー消費量は，臓器ごとに異なる．
10）運動には無酸素運動と有酸素運動がある．

---

8. 糖質の栄養

　糖質とは，炭水化物のうち，いわゆる食物繊維(15章参照)を除いたものをさす．炭水化物は，一般に炭素(C)，水素(H)，酸素(O)の3元素からなる化合物の総称(誘導体を含む)であり，分子式は$C_nH_{2m}O_m$で表され，炭素と水として$C_n(H_2O)_m$で示すこともできる．一般の日常生活では，糖質と炭水化物はあまり区別されず同様の意味で使われることが多いが，栄養学においては上述のような定義になる．

8.1 | 糖質の分類と栄養学的特徴

A. 糖質は，単糖類，少糖類および多糖類に分類される

　糖質は，単糖類，少糖類および多糖類に分類される．おもな単糖類と少糖類の構造を図8.1に示す．

図 8.1　おもな単糖類と少糖類の構造

単糖類

α-グルコース　　　　β-フルクトース　　　　β-ガラクトース

少糖類

マルトース
(グルコース+グルコース)　　スクロース
(グルコース+フルクトース)　　ラクトース
(グルコース+ガラクトース)

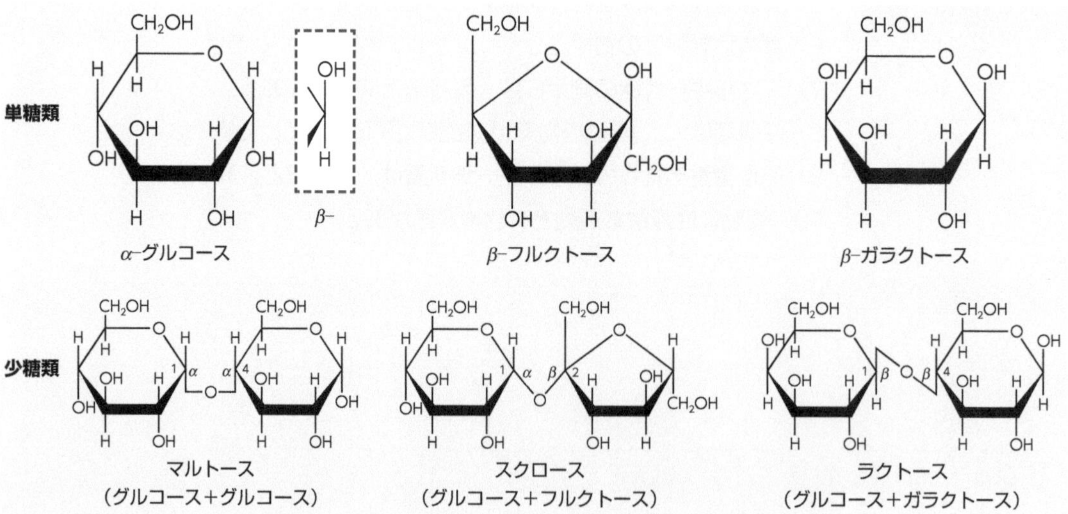

a. 単糖類

単糖類は，糖質のうちそれ以上小さいユニットに分解できない最小単位の糖である．構成する炭素の数によって，三炭糖，四炭糖のように呼ぶ．生体内で重要なのは，炭素数5個（ペンタ）の五炭糖（ペントース）と炭素数6個（ヘキサ）の六炭糖（ヘキソース）である．

(1) 五炭糖　　五炭糖の例として，遺伝子の本体である核酸（DNAやRNA）を構成するデオキシリボースとリボースがある．生体内においてはグルコースから五炭糖リン酸回路（ペントースリン酸回路）を経て合成される．

(2) 六炭糖　　食物からのエネルギーの供給源として，栄養を考えるうえで最も重要な糖質である．おもな六炭糖には，グルコース，フルクトース，ガラクトースがあり，そのほかマンノースなどがある．

b. 少糖類

少糖類は，脱水縮合によって結合している単糖の数が数個（2〜10個程度）のものをいう．ギリシャ語の「少ない」の意味である「オリゴ」に由来し，オリゴ糖（オリゴサッカライド）ともいう．おもなオリゴ糖である二糖類は，2つの単糖が脱水縮合したものである．

例として，グルコースとグルコースがα-1,4グリコシド結合したマルトース，グルコースとフルクトースがα-1, β-2グリコシド結合したスクロース，ガラクトースとグルコースがβ-1,4グリコシド結合したラクトースなどがある．これらの中で，その水溶液が還元性を示すのはマルトースとラクトースであり，スクロースは還元性を示さない．

c. 多糖類

多糖類の代表例は，植物性のデンプンや動物性のグリコーゲンであり，グルコースが無数に結合したものである．ギリシャ語の「多い」を意味する「ポリ」に由来し，ポリサッカライドともいう．

(1) デンプン　　植物における糖質の貯蔵形態であり，穀類やいも類に多く含まれる．アミロースとアミロペクチンから構成されている．アミロースは，200〜1,000個のグルコースがα-1,4グリコシド結合によって直鎖状につながった構造をしている．アミロペクチンは，数千〜数万個のグルコースが結合したものであり，α-1,4グリコシド結合による直鎖状の途中で，約25個のグルコースごとにα-1,6グリコシド結合による枝分かれがある．アミロペクチンは，デンプンの約80%を占める主成分である．

(2) グリコーゲン　　動物における糖質の貯蔵形態であり，筋肉や肝臓に多く存在する．別名動物デンプンともいう．数万個のグルコースが結合したものであり，α-1,4グリコシド結合による直鎖状の途中で，約10個のグルコースごとにα-1,6グリコシド結合による枝分かれがある．アミロペクチンに似た構造をしているが，

枝分かれの数がデンプンより多い.

B.　糖質の栄養学的特徴

　糖質の栄養学的特徴は，表6.1（p.38参照）のとおりである．糖質は，エネルギー産生（三大）栄養素の一つであり，生物が生命を維持していくためには必要不可欠なエネルギー源である．特に，脳，神経細胞や赤血球では，グルコースが主要なエネルギー源になる.

　糖質，脂質，タンパク質は，エネルギー産生栄養素であるため，そのうちのいずれかが不足すると，生体はそのほかの栄養素をエネルギー源として利用することになる．糖質が不足すると，エネルギー源不足のため，体内では脂質やタンパク質を分解してエネルギーに変換しようとする．そのため，筋肉のタンパク質が分解されて筋肉量が減少するなど問題が生じる．したがって，糖質は，過剰に摂りすぎてはいけないが，食事摂取基準を満たすように摂取する必要がある.

8.2　糖質の消化と吸収

A.　糖質の消化は口腔内から始まる

　エネルギー産生栄養素のうち，糖質が最も早く消化が始まる．糖質が消化・吸収の負担が少ないといわれる理由である．唾液にはα-アミラーゼ（プチアリン）が含まれており，これによりデンプンの消化が始まる（図8.2）．デンプンはまた，小腸管腔内において膵液に含まれるα-アミラーゼによる消化を受ける．ただし，α-アミラーゼのみでは，限界デキストリンが生じ，分解は不十分である．これは，α-アミラーゼが直鎖状のα-1,4グリコシド結合のみを加水分解し，枝分かれしたα-1,6グリコシド結合を切断できないためである．そこで最終的に吸収される形（グルコース）にするために，小腸上皮細胞の刷子縁膜（消化管の管腔内側の細胞膜）に局在する限界デキストリナーゼ，グルコアミラーゼ，イソマルターゼが作用する．小腸上皮細胞の刷子縁膜には，二糖類分解酵素も局在しており，スクラーゼはスクロースをグルコースとフルクトースに，ラクターゼはラクトースをグルコースとガラクトースに分解する.

　なお，植物の細胞壁を構成する多糖類のセルロースは，グルコースがβ-1,4グリコシド結合して重合したものである．ヒトを含む多くの哺乳類は，この結合を切断する酵素をもっていないため，セルロースを消化できない.

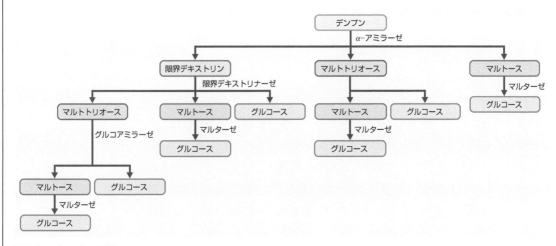

**図 8.2　デンプンの消
化過程**

B.　糖質の吸収は小腸で行われる

　糖質は，単糖にまで消化されて吸収される．単糖は，小腸粘膜上皮細胞の刷子
縁膜に局在する特異的な輸送担体を介した能動輸送（グルコースやガラクトースの吸
収経路）および受動輸送（促進拡散．フルクトースの吸収経路）によって細胞内に輸送さ
れる．また，細胞内から基底膜の輸送担体を介して毛細血管側へ受動輸送（促進拡
散．グルコース，ガラクトースおよびフルクトースの吸収経路）される（5.3.A 参照）．

8.3 ｜糖質の体内運搬

A.　吸収された糖質は，血糖として体内組織に送られる

　口から摂取されたのち，消化管で消化・吸収されたグルコースは，門脈を経て
肝臓に取り込まれ，一部は全身を循環し，筋肉，脳や脂肪組織など体内組織に取
り込まれる．

　血液中のグルコースの濃度を血糖値という．一般に，健常者の空腹時の血糖値
は，70 ～ 110 mg/dLに保たれており，食物（糖質）を摂取した30 ～ 60分後に
最大値の120 ～ 150 mg/dLまで上昇し，90 ～ 120分後にはほぼ空腹時の血糖
値レベルまで下がる．なお，縦軸を血糖値，横軸を経過時間としたときの糖質摂
取後の血糖値変動のグラフを血糖曲線という．このように上昇した血糖値が一定
時間後に元のレベルまで低下するのは，前述のようにグルコースが血液中から末
梢組織に取り込まれるからである．

　一方，一定時間経過後も血糖値が高く，空腹時状態に戻る時間が長い場合，「耐

糖能異常(耐糖能低下)」という.

8.4 糖質の体内代謝

食後に吸収されて門脈に流れ込んだグルコースは,肝臓で一部はグリコーゲンに変換されて蓄えられ,また一部はエネルギー産生に利用され,残りは循環血液中に送り出される.上昇した血糖値に反応し,膵臓のランゲルハンス島B細胞(β細胞)からインスリン分泌が亢進する.インスリンが,筋肉や脂肪組織に作用し,グルコースが細胞内に取り込まれることで,食後約2時間後には元の血糖値に戻る.

一方,血糖値が低下する食間期や空腹時には,アドレナリン(副腎髄質から分泌)やグルカゴン*(膵臓のランゲルハンス島A細胞(α細胞)から分泌)の分泌が上昇し,肝臓でのグリコーゲン分解や糖新生が促進される.これにより,血糖が補充され,空腹時血糖値が維持される.

また,飢餓や絶食時には,副腎皮質刺激ホルモンや成長ホルモン(脳下垂体前葉から分泌),糖質コルチコイド(グルココルチコイド)(副腎皮質から分泌)の分泌が亢進する.そのため,筋肉のタンパク質の分解(異化)が亢進し,分解産物のアミノ酸からの糖新生により,血糖が補充される.

*近年の研究によりアミノ酸代謝に関与するとの報告も示されている.

A. 肝臓と筋肉では,グリコーゲンの役割が異なる

糖質の体内貯蔵エネルギー源としてのグリコーゲンの貯蔵組織は,肝臓と筋肉(骨格筋)である.肝臓がグリコーゲンを最も高含有率で貯蔵している(成人男性の肝臓重量を約1.8kgとした場合,糖質重量%は5〜8%).骨格筋は,肝臓より含有率は低いが(成人男性の骨格筋重量約16kgとした場合の糖質重量%は1%程度),筋肉の重量が肝臓の重量より多いため,全グリコーゲン貯蔵量は筋肉が最も多い.肝臓と筋肉では,グリコーゲンの役割が大きく異なる.

a. 肝臓における糖質の利用

血液中から肝細胞に取り込まれたグルコースは,グルコース6-リン酸を経て,グリコーゲンに変換されて貯蔵されるとともに,アミノ酸や脂肪酸の合成にも利用される(図8.3).血糖値が低下すると,グリコーゲンの分解が進み,グルコースとして血液中に放出されることで血糖が維持される.このように肝臓のグリコーゲンは血糖値の維持に重要である.エネルギーが必要な場合は,エネルギー産生のためにグルコースが酸化分解される(図8.4).

b. 筋組織における糖質の利用

血中から骨格筋細胞に取り込まれたグルコースは,筋肉が収縮する際のエネル

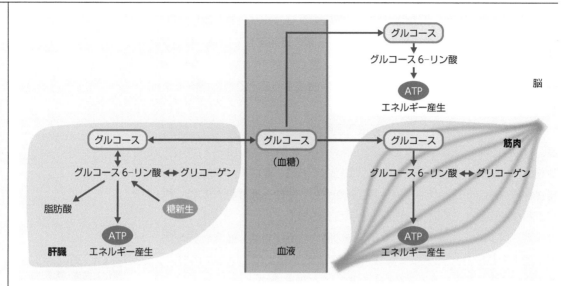

図8.3 肝臓, 筋肉, 脳における糖質代謝と血糖の関係

ギー源に利用され, 残りはグリコーゲンとして貯蔵される(図8.3).

　肝臓の場合と異なり, 筋肉のグリコーゲンは血糖値維持に利用できない. その理由は, 筋肉のグルコース-6-ホスファターゼは活性が弱く, グリコーゲン分解で生じたグルコース6-リン酸をグルコースに変換できないためである. このように, 筋肉のグリコーゲンは, 筋肉でのみ利用される.

c. 脳における糖質の利用

　脳においては, 血中グルコースがほぼ唯一のエネルギー源である(グルコースは, 解糖系とクエン酸回路を経て酸化分解される). これは, 脳組織がグリコーゲンをごくわずかしか貯蔵できないためである. なお, 飢餓・絶食時のような緊急時には, ケトン体も脳のエネルギー源として利用される.

　脳の重量は, 体重の約3%にすぎないが, 脳のエネルギー消費量は体全体の約25%にも及ぶ. たとえば, 1日のエネルギー消費量が2,000 kcalのヒトの場合, 400 kcal/日 (糖質として100 g/日) は脳に必要である. 脳がいかにエネルギーを必要としているかがわかる.

8.5 | エネルギー源としての作用

A. エネルギー源としての重要性

　糖質は, 生体においておもなエネルギー源の1つである. 特に脳・神経組織や赤血球では, エネルギー源としてグルコースが不可欠である.

そのため，糖質が不足した場合には，肝臓のグリコーゲンを分解したり，糖新生を行うことにより，血糖の維持やエネルギー源の確保をしている．糖新生とは，肝臓において，グリセロール，糖原性アミノ酸（アスパラギン酸，グルタミン酸，アラニン，セリンなど），乳酸などからグルコースを合成することである（図8.4）．

a. コリ回路

　短距離走などの急激で瞬発的な無酸素運動時においては，筋肉への酸素供給が追いつかず酸素不足状態となる（嫌気的条件）．この時，グルコースからピルビン酸を経て乳酸が生成される．乳酸は血液経由で肝臓に運ばれ，グルコースに再合成される．合成されたグルコースは血液を介して筋肉へ運ばれ，エネルギー源として利用される．これを，コリ回路という（図8.5）．

　一方，ジョギングなどの有酸素運動時の筋肉においては，血糖や筋肉グリコーゲン由来のグルコース6-リン酸は，解糖系でピルビン酸になったのち，クエン酸回路を経て，電子伝達系で酸素を利用してATPを合成する．

b. グルコース-アラニン回路

　グルコース-アラニン回路とは，筋肉と肝臓の間のアラニンとグルコースの代謝経路のことである（図8.5）．飢餓や絶食時のように糖質が不足する場合，筋肉

図8.4　グルコースの酸化と合成（糖新生）
糖新生において，クエン酸回路（ミトコンドリア）のオキサロ酢酸はリンゴ酸となって細胞質に移り，再びオキサロ酢酸となってからホスホエノールピルビン酸になる．

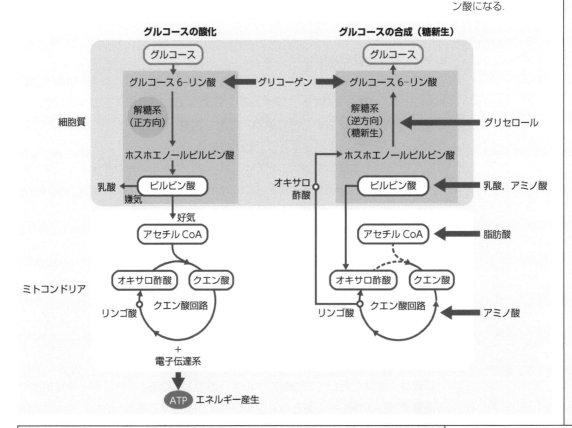

8．糖質の栄養

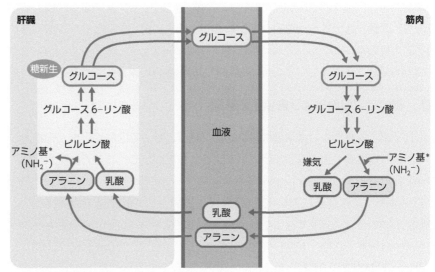

図 8.5 コリ回路（乳酸回路）とグルコース
-アラニン回路
➡ コリ回路
➡ グルコース-アラニン回路
＊筋肉タンパク質の分解に由来

のタンパク質が分解される．遊離したアミノ酸のアミノ基がピルビン酸に転移され，アラニンになる．アラニンは，血液を介して肝臓へ運ばれ，脱アミノ反応によりピルビン酸に変換されたのち，糖新生によってグルコースとなる．血液を介して筋肉へ運ばれたグルコースは，筋肉のエネルギー源として利用される．

このように，糖質が生体の必要とする総エネルギー量に対して不足し，体タンパク質を異化するようになれば，筋肉の減少につながる．糖質を不足しないように摂取することで，タンパク質をエネルギー源として利用しなくて済む．これを，糖質のタンパク質節約作用という．

B.　糖質のエネルギー

糖質のエネルギー量は，エネルギー換算係数としてアトウォーター係数の4 kcal / gを用いて算出される．これは，食品に含まれる糖質1 gあたり概算として4 kcalのエネルギー量を有すると考え，全糖質量のエネルギー量を算出するものである．また，アルコールもエネルギーを産生し，エネルギー源になる．この場合のエネルギー換算係数は，7.1 kcal / gが用いられる．

C.　グルコースは解糖系とクエン酸回路，電子伝達系でエネルギーとなる

グルコースからのエネルギー産生の概略については，図7.3，図8.4を参照されたい．グルコースは，細胞質内の解糖系において，グルコース6-リン酸から種々の反応を経てピルビン酸（と乳酸）になる．この経路は，酸素のない嫌気的条件下でも進行し，エネルギーとして2分子のATPが産生される．ピルビン酸は，酸素のある好気的条件下では，ミトコンドリア内に取り込まれ，アセチルCoAに

変換される．アセチルCoAは，オキサロ酢酸と反応し，クエン酸となり，その後の反応が順次進行する．このクエン酸回路とそれに続く電子伝達系で酸素を利用して大量のATP（解糖系と合わせると1分子のグルコースから32分子あるいは30分子のATP）が産生される．また，この反応過程で二酸化炭素と水が生成される．

D. 糖質の摂取量および食事摂取基準

国民健康・栄養調査や食事摂取基準では，糖質としてではなく，炭水化物としてそれぞれ摂取量や摂取基準が示されている．したがって，ここでは炭水化物について言及する．

国民健康・栄養調査において，20歳以上の男女の平均炭水化物摂取量は，1995（平成7）年に286 gであったが，その後，2003（平成15）年まで280 gを割って270 g台に低下した．2004（平成16）年からは，さらに270 gを割って250～260 g台を推移し，2019（令和元）年には250 gを割って249 gであった．一方，炭水化物エネルギー比率は，1995（平成7）年以降，60%前後（約58～61%）で推移しており，2017（平成29）年以降減少傾向にある．2019（令和元）年には56.4%であった（脂肪エネルギー比率は28.4%，タンパク質エネルギー比率は15.2%）．

日本人の食事摂取基準（2020年版）においては，炭水化物としての目標量が設定されている．炭水化物の目標量は，1歳以上の男女において，総エネルギー摂取量の50～65%とされている．なお，日本人の食事摂取基準（2020年版）では，2015年版の考え方を引き継ぎ，炭水化物の目標量に，アルコール摂取に由来するエネルギー量も含めている．ただし，アルコールは本来の必要な栄養素として考えるべきではなく，摂取を勧めるものではないと明記されている．

E. 糖質摂取の問題点

糖質は，単糖として吸収される．一般に，デンプンなどの多糖類は段階的な消化の過程を必要とするため，吸収されるまでに時間がかかる（吸収が緩やかである）．それに対し，消化の必要がないグルコースなどの単糖類や消化されやすい二糖類を直接摂取した場合は，すぐに消化，吸収され，急激に血糖値が上昇しやすい．必要以上に上昇した血糖は，末梢組織や肝臓の細胞内へ取り込まれたのち，余剰エネルギーとして中性脂肪（トリグリセリド（トリアシルグリセロール））に変換されて蓄積されやすい．これが，肥満や脂肪肝の原因になる．

また，糖質を代謝してエネルギーを得るには，補酵素としてのビタミンB_1が必要であり，糖質の摂取量が増えればその要求量が増加する．

一方，「糖質抜き」ダイエットのような，極端な糖質制限は，明らかに栄養学的なバランスが悪く，グルコースがほぼ唯一のエネルギー源とされている脳組織へのグルコース供給の面でも問題である．したがって，糖質，脂質，タンパク質な

どのバランスを保った食事が大切である.

1) 糖質は，単糖類，少糖類，および多糖類に分類される.

2) 糖質の消化は口腔内から始まる.

3) 消化・吸収された糖質は，門脈を経て肝臓に取り込まれ，一部は全身を循環する.

4) 脳，神経細胞や赤血球では，グルコースが主要なエネルギー源である.

5) 血液中のグルコースの濃度を血糖値という.

6) グルコースは肝臓や筋肉でグリコーゲンとして貯蔵される.

7) 肝臓のグリコーゲンはおもに血糖維持を目的に，筋肉のグリコーゲンは筋収縮のためのエネルギー源として利用される.

8) 乳酸やアミノ酸からグルコースが合成されることを糖新生という.

9) 糖質1gあたりのエネルギー量は4kcalである（アトウォーターの係数）.

9. 脂質の栄養

9.1 脂質の分類と栄養学的特徴

A. 脂質は単純脂質，複合脂質および誘導脂質に分類される

　水に溶けないが，エーテルやクロロホルムなどの有機溶媒に溶ける有機化合物を脂質という．脂質は，単純脂質，複合脂質および誘導脂質に分類される．単純脂質は脂肪酸にグリセロール，コレステロールや高級アルコールがエステル結合したもので，トリアシルグリセロール（中性脂肪），コレステロールエステルやロウがある．複合脂質は，脂質以外の物質（リン酸や糖）を含む脂質で，リン脂質や糖脂質，リポタンパク質などがある．誘導脂質には，単純脂質や複合脂質の加水分解物（脂肪酸，コレステロール），ステロイドホルモンや脂溶性ビタミンが含まれる．

B. 脂質の栄養学的特徴

a. 脂肪酸

　炭化水素の末端にカルボキシ基（―COOH）をもつ化合物で，生体内には偶数個の炭素をもつものが多い．分子内に二重結合（―CH＝CH―）をもたないものを飽和脂肪酸，もつものを不飽和脂肪酸という．不飽和脂肪酸のうち，二重結合を1つだけ含むものを一価不飽和脂肪酸，2個以上含むものを多価不飽和脂肪酸という．個々の脂肪酸は，炭素（C）の数，二重結合の数および二重結合の位置から$C_{16:0}$（パルミチン酸；炭素数16，二重結合なし）や$C_{18:1\,n-9}$（オレイン酸；炭素数18，二重結合1つ，メチル末端（CH_3―）から9番目の炭素に最初の二重結合）などと表記する（図9.1）．代表的な脂肪酸を表9.1に示した．

(1)必須脂肪酸　　脂肪酸のうち，リノール酸（$C_{18:2}$，n−6），α−リノレン酸（$C_{18:3}$，n−3）はヒト体内で合成できない．これらは必須脂肪酸といわれ，食物（植物油に

図 9.1　脂肪酸の表し方

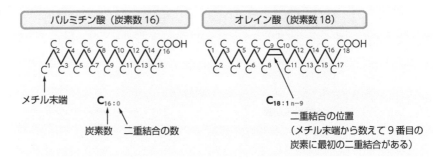

表 9.1　代表的な脂肪酸

	名称	炭素数	二重結合の数	表記	系列	所在
飽和	ラウリン酸	12	0	$C_{12:0}$		バター，パーム油
	ミリスチン酸	14	0	$C_{14:0}$		バター，パーム油
	パルミチン酸	16	0	$C_{16:0}$		動植物油脂
	ステアリン酸	18	0	$C_{18:0}$		動植物油脂
不飽和	パルミトオレイン酸	16	1	$C_{16:1}$	n－7	動物油脂，魚油
	オレイン酸	18	1	$C_{18:1}$	n－9	動植物油脂
	リノール酸	18	2	$C_{18:2}$	n－6	植物油（ベニバナ油など）
	α–リノレン酸	18	3	$C_{18:3}$	n－3	植物油（シソ油など）
	γ–リノレン酸	18	3	$C_{18:3}$	n－6	植物油（月見草油など）
	アラキドン酸	20	4	$C_{20:4}$	n－6	肉類，レバー
	イコサペンタエン酸（IPA）	20	5	$C_{20:5}$	n－3	魚油
	ドコサヘキサエン酸（DHA）	22	6	$C_{22:6}$	n－3	魚油

IPA：icosapentaenoic acid，DHA：docosahexaenoic acid

多い)から摂取する必要がある．ヒト体内では，リノール酸からアラキドン酸（$C_{20:4}$, n－6）が，α–リノレン酸からイコサペンタエン酸（IPA；$C_{20:5}$, n－3）やドコサヘキサエン酸（DHA；$C_{22:6}$, n－3）がつくられる．IPAやDHAは魚油にも多く含まれている．アラキドン酸やIPAからは，さまざまな生物活性（血管収縮や血小板凝集作用など）を調節するプロスタグランジン類，ロイコトリエン類などのイコサノイドが生成される．n－6系とn－3系では生成されるイコサノイドが異なり，生理作用も異なる．

b．トリアシルグリセロール

　グリセロールに3分子の脂肪酸がエステル結合したものをトリアシルグリセロール（トリグリセリド）という（図9.2）．血液中に存在するほか，組織内にも蓄積されており，エネルギー源として重要である．脂肪細胞内のトリアシルグリセロールが増えると肥満に，肝臓内のトリアシルグリセロールが増えると脂肪肝となる．

c．コレステロールとコレステロールエステル

　コレステロールは細胞膜の構成成分であり，胆汁酸やビタミンD，ステロイドホルモン（性ホルモンや副腎皮質ホルモン）の前駆物質でもある．体内には遊離コレス

図 9.2　主要な脂質と
その構造

| 中性脂肪 (トリアシルグリセロール) | リン脂質 (例：ホスファチジルコリン) |

H₂C―O―脂肪酸
脂肪酸―O―C―H
H₂C―O―脂肪酸
グリセロール

H₂C―O―脂肪酸
脂肪酸―O―C―H
H₂C―O―リン酸―コリン
グリセロール

| 遊離コレステロール | コレステロールエステル |

テロールとコレステロールエステル（脂肪酸とのエステル）が存在する（図9.2）．血中コレステロールの約70%はエステル型であり，残りは遊離型である．一方，細胞膜のコレステロールはほとんどが遊離型である．

d. リン脂質

　グリセロールを骨格とするグリセロリン脂質では，グリセロールに脂肪酸，リン酸およびアルコール（コリン，エタノールアミンやイノシトール）が結合している．このうち，リン酸やアルコール部分（頭部）は親水性であり，脂肪酸部分（尾部）は疎水性である．細胞膜では，リン脂質が二重膜をつくり，外側が頭部，内側が尾部になるように配列している（図9.3）．これを脂質二重層という．ミトコンドリアや小胞体の膜も脂質二重層からなる．体内に最も多いリン脂質はホスファチジルコリン（レシチン）である（図9.2）．

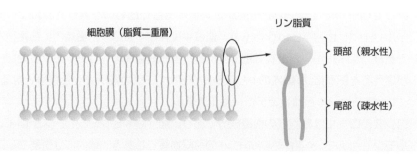

図 9.3　リン脂質から
なる脂質二重層

　　　　　　　　　　　　　　　　　　　9.　脂質の栄養

9.2 | 脂質の消化と吸収

A. 脂質は胃と小腸で消化される

　食事性のトリアシルグリセロールのうち炭素数14以上の長鎖脂肪酸からなるものは，胃内で胃リパーゼにより，上部小腸（十二指腸）で膵リパーゼにより消化され，2-モノアシルグリセロールと脂肪酸を生じる．食事由来のコレステロールのほとんどは遊離型であるが，一部（10%程度）はコレステロールエステルである．コレステロールエステルは膵臓由来のコレステロールエステラーゼにより遊離コレステロールと脂肪酸に加水分解される．食事由来のレシチン（リン脂質）は膵臓由来のホスホリパーゼA_2によってリゾホスファチジルコリンと脂肪酸に加水分解される．

B. 脂質の吸収にはミセルが必要である

　胃と小腸で消化された脂質の消化産物（2-モノアシルグリセロール，長鎖脂肪酸，遊離コレステロールなど）は，小腸内で胆汁酸と混合ミセルを形成し可溶化する．混合ミセルは小腸（おもに空腸）上皮の刷子縁膜に移行し，ミセル内の脂質の消化産物が小腸上皮細胞内へ吸収される．胆汁酸は回腸末端で吸収され肝臓へと移行し再利用される（腸肝循環）．吸収された2-モノアシルグリセロールは小腸上皮細胞内で長鎖脂肪酸とエステル結合し（モノアシルグリセロール経路と呼ばれる），トリアシルグリセロールが再合成される．遊離コレステロールおよびリゾホスファチジルコリンも小腸上皮細胞内で脂肪酸とエステル結合しコレステロールエステルおよびホスファチジルコリンとなる．これら再合成された脂質はアポリポタンパク質B-48とともにキロミクロンを形成する．キロミクロンはリンパ管に入り左鎖骨下静脈に出て全身に運ばれる．

C. 中鎖脂肪酸

　食物由来のトリアシルグリセロールのうち炭素数6〜12の中鎖脂肪酸からなるものは，リパーゼによってグリセロールと中鎖脂肪酸にほぼ完全に加水分解される．グリセロールと中鎖脂肪酸はともに混合ミセルに依存せず小腸で吸収され，吸収後もキロミクロンに組み込まれることなく門脈から肝臓に運ばれ代謝される．このように中鎖脂肪酸は消化・吸収および代謝が速やかで，体内に蓄積しにくい．

9.3 脂質の体内運搬

　脂質は水に溶けないため，血液中を循環できない．脂質はアポリポタンパク質やリン脂質と結合して親水性の高いリポタンパク質を形成し全身に運搬される．リポタンパク質は，親水性の高いリン脂質やアポタンパク質，遊離コレステロールを表面側に，疎水性のトリアシルグリセロールやコレステロールエステルを中心側に配置した球状の物質である（図9.4）．血漿中の代表的なリポタンパク質はキロミクロン，VLDL，LDL，およびHDLの4つである（表9.2）．

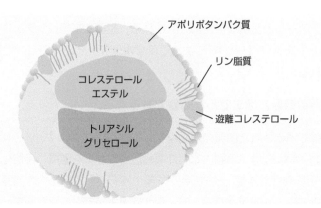

図 9.4　リポタンパク質の断面構造

リポタンパク質	密度	直径	含有率 (%)		アポリポタンパク質
			トリアシルグリセロール	コレステロールエステル	
キロミクロン	小	大	多	少	A, B, C
VLDL					B, C, E
LDL				多	B
HDL	大	小	少	＊	A, C, E

表 9.2　リポタンパク質の分類と特徴

VLDL：very low-density lipoprotein, LDL：low density lipoprotein, HDL：high density lipoprotein
＊ HDL のコレステロールエステル含有率（%）は VLDL と同程度

A. キロミクロン

　食事由来の脂質（特にトリアシルグリセロール）を運搬する最も大きなリポタンパク質である．腸上皮細胞で合成されたあと，リンパ管を経由し血中に現れる．キロミクロン内のトリアシルグリセロールは，末梢組織（毛細血管内皮細胞）に局在するリポタンパク質リパーゼによって加水分解され，遊離した脂肪酸が組織に取り込まれる．トリアシルグリセロールを失ったキロミクロンは粒子径の小さいキロミ

9. 脂質の栄養

クロンレムナントとなって肝臓に取り込まれて代謝される.

B. VLDL（超低密度リポタンパク質）

肝臓で合成されたトリアシルグリセロールはアポリポタンパク質B-100など
とVLDLを形成して全身に運ばれる. 末梢組織では, リポタンパク質リパーゼの
作用を受け, 遊離した脂肪酸は細胞内へ供給される.

C. LDL（低密度リポタンパク質）

VLDLがトリアシルグリセロールを放出し粒子径が小さくなったものがLDLで
ある. コレステロールが豊富なリポタンパク質で, 末梢組織の細胞膜に存在する
LDL受容体を介して細胞内に取り込まれ, 細胞にコレステロールを供給する.
LDLが血管壁で酸化された「酸化LDL」は粥状動脈硬化形成の引き金になると考え
られている. また, LDLにアポタンパク質(a)が結合した「リポタンパク(a)：Lp(a)」
は動脈硬化の独立した危険因子として注目されている.

D. HDL（高密度リポタンパク質）

LCAT : lecitin-
cholesterol acyl-
transferase

HDLは肝臓や小腸で合成される. レシチン-コレステロールアシルトランス
フェラーゼ（LCAT）をもち, 末梢組織の遊離コレステロールを受け取りコレステ
ロールエステルにして肝臓に運搬する. これを, コレステロールの逆転送という.
末梢からコレステロールを回収することから, HDLは動脈硬化に対して抑制的
にはたらくリポタンパク質であると考えられている.

9.4 脂質の体内代謝

A. 白色脂肪組織と褐色脂肪組織

生体内でトリアシルグリセロールのほとんどは脂肪滴として脂肪組織に貯蔵さ
れる. 白色脂肪細胞からなる白色脂肪組織と, 褐色脂肪細胞からなる褐色脂肪組
織がある（図9.5）. 白色脂肪組織はトリアシルグリセロールを貯め込む能力が高い.
また, 必要に応じて細胞内のトリアシルグリセロールを分解してエネルギー源と
なる脂肪酸を放出する. 褐色脂肪組織は, ミトコンドリアを多く含み, 脂肪酸の
酸化と熱の産生を高める"非ふるえ熱産生"に優れた脂肪組織である. 従来, 褐色
脂肪組織は新生児にのみ存在すると考えられてきたが, 近年, 成人にも存在する
ことが明らかとなった.

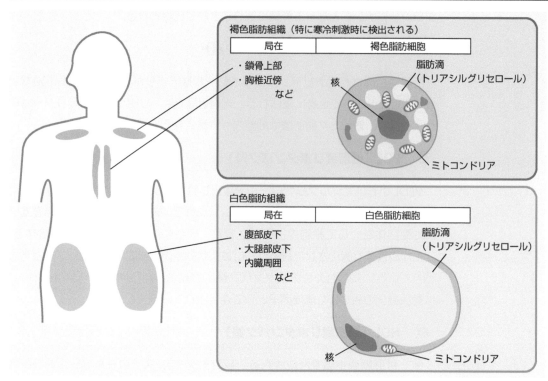

図 9.5 成人における白色脂肪組織と褐色脂肪組織

B. 肝臓は脂質代謝の中心臓器

肝臓は脂質代謝の中心臓器であり，脂肪酸やトリアシルグリセロールの生合成（後述）が盛んである．また，コレステロールの生合成やコレステロールからの胆汁酸生成も盛んである．コレステロールは，アセチルCoAからHMG-CoA，メバロン酸，スクワレン，ラノステロールなどの中間体を経て合成される．合成したトリアシルグリセロールやコレステロールはリポタンパク質として放出され全身に供給される．

HMG-CoA : 3-hydroxy-3-methylglutaryl-coenzyme A

C. トリアシルグリセロールの生合成

食事からのエネルギー摂取量が生体のエネルギー消費量を超えると，余ったエネルギーの大部分はトリアシルグリセロールとなる．トリアシルグリセロールは脂肪酸とグリセロールから合成される．

a. 脂肪酸の生合成

脂肪酸は，食物に由来するもののほか，体内で余剰となったグルコースからも生合成される（図9.6）．グルコースの代謝で生じるアセチルCoAはアセチルCoAカルボキシラーゼの触媒によりマロニルCoAとなる．これに脂肪酸合成酵素が作用し脂肪酸（パルミチン酸；$C_{16:0}$）ができる．パルミチン酸はその後小胞体で長鎖

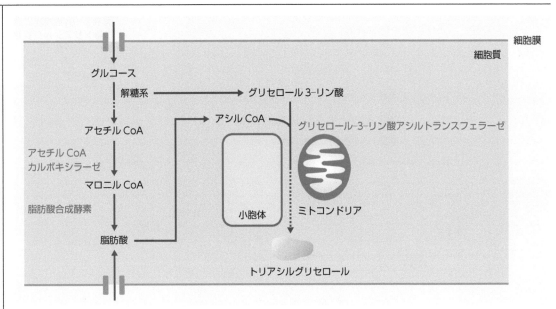

細胞膜

細胞質

グルコース

解糖系 → グリセロール 3-リン酸

アセチル CoA

アセチル CoA
カルボキシラーゼ

マロニル CoA

脂肪酸合成酵素

アシル CoA

グリセロール-3-リン酸アシルトランスフェラーゼ

小胞体

ミトコンドリア

脂肪酸

トリアシルグリセロール

図 9.6 脂肪酸とトリアシルグリセロールの合成経路

化や不飽和化反応によりさまざまな脂肪酸へと変換される.

b. トリアシルグリセロールの生合成

　肝臓や脂肪組織では，グリセロール3-リン酸経路によってトリアシルグリセロールが合成される（図9.6）．脂肪酸はアシルCoA合成酵素によりアシルCoAとなる．アシルCoAはミトコンドリア外膜あるいは小胞体膜上に局在するグリセロール3-リン酸アシルトランスフェラーゼなどの酵素のはたらきにより次々にグリセロール3-リン酸に結合し，リゾホスファチジン酸，ホスファチジン酸，ジアシルグリセロールを経てトリアシルグリセロールが合成される．グリセロール3-リン酸は，解糖系から供給される.

9.5 | エネルギー源としての作用

A. トリアシルグリセロールの分解

　食間期あるいは絶食時にエネルギーが必要になると，脂肪組織のトリアシルグリセロールが分解され脂肪酸とグリセロールが血中に放出される．脂肪酸はアルブミンと結合して運搬され，筋肉などでエネルギー源として利用される．グリセロールは肝臓で糖新生に用いられる．トリアシルグリセロールの分解はアドレナリンや副腎皮質刺激ホルモンによって促進され，インスリンによって抑制される．脂肪細胞特異的トリグリセリドリパーゼ（ATGL）やホルモン感受性リパーゼ（HSL）などの酵素（リパーゼ）がトリアシルグリセロールの分解反応を触媒する（図9.7）.

ATGL : adipose
triglyceride lipase
HSL : hormone
sensitive lipase

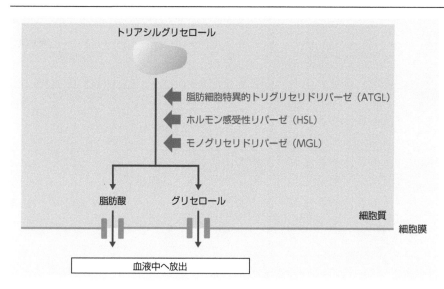

図 9.7 脂肪細胞における トリアシルグリセ ロールの分解
MGL：monoglyceride lipase

B. 脂肪酸の酸化

脂肪酸は細胞内のミトコンドリアで酸化される（図9.8）．脂肪酸はアシルCoA合成酵素によりアシルCoAとなる．その後，ミトコンドリア外膜上のカルニチンパルミトイルトランスフェラーゼⅠ（CPTⅠ）によってアシルカルニチンに変換されミトコンドリア内膜を通過し，内膜上のCPTⅡによって再びアシルCoAとなる．ミトコンドリア内でアシルCoAはβ酸化酵素の作用を受け，カルボキシ基末端から炭素原子を2個ずつアセチルCoAとして次々に遊離させる．アセチルCoAがクエン酸回路に入ることでエネルギー（ATP）が産生される．

CPT：carnitine palmitoyltransferase

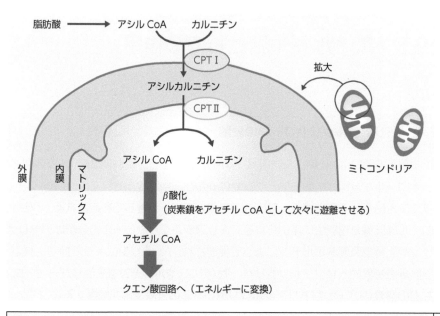

図 9.8 脂肪酸のミト コンドリア内への取り 込みと β酸化

C. エネルギー源としての重要性と問題点

トリアシルグリセロールのエネルギーは1gあたり約9kcalであり，糖質やタンパク質の値（1gあたり約4kcal）の倍以上のエネルギーを供給できる．トリアシルグリセロールは大変効率のよいエネルギー貯蔵物質であるが，その蓄積量の増加は肥満を招き，糖尿病，脂質異常症，脂肪肝や動脈硬化症などの生活習慣病の原因となる．皮下の白色脂肪（皮下脂肪）の増加よりも内臓周囲の白色脂肪（内臓脂肪）の増加が生活習慣病発症に関連が深い．

9.6 | 脂質の食事摂取基準

A. 脂肪エネルギー比率

脂質はエネルギー供給源として重要な役割を担っている．また，脂質を構成する脂肪酸には，生活習慣病に関連する飽和脂肪酸のほか，必須栄養素である必須脂肪酸（n−6系脂肪酸およびn−3系脂肪酸）が含まれている．日本人の食事摂取基準（2020年版）では，日本人の代表的な脂質（脂肪酸）摂取量（脂肪酸摂取比率）を考慮し，総エネルギー摂取量に占める脂質の割合（脂肪エネルギー比率；単位は%エネルギー）について，目標量として20〜30%エネルギー（1歳以上）が設定された．

B. 飽和脂肪酸

成人においては，飽和脂肪酸の摂取量と血中総コレステロール濃度あるいはLDLコレステロール濃度との間に正の関連があることが知られている．日本人では，飽和脂肪酸の摂取量と脳出血および脳梗塞の発症（または死亡）率との間に負の関連が観察されているが，直接的な因果関係は明らかでない．日本人の最近の調査で得られた飽和脂肪酸摂取量の中央値を基に，飽和脂肪酸の目標量は，3〜14歳で10%エネルギー以下，15〜17歳で8%エネルギー以下，18歳以上で7%エネルギー以下と設定された．

C. 一価不飽和脂肪酸

一価不飽和脂肪酸は食品からの摂取に加え，体内でも飽和脂肪酸から合成される．必須脂肪酸ではなく，また，生活習慣病との関係も明瞭でないため食事摂取基準は定められていない．

D. n−6系脂肪酸

平成28年国民健康・栄養調査の年齢それぞれの摂取量の中央値を1歳以上の目安量（単位はg/日）としている.

E. n−3系脂肪酸

平成28年国民健康・栄養調査の年齢それぞれの摂取量の中央値を1歳以上の目安量（単位はg/日）としている. n−3系脂肪酸（特にIPAおよびDHA）は循環器疾患に対して予防効果を示す可能性が指摘されているが, 目標量は設定されていない.

F. トランス脂肪酸

自然界に存在する不飽和脂肪酸のほとんどは, シス型の二重結合（二重結合の炭素につく2つの水素原子が構造上同じ側に位置する）のみをもつ. 一方, トランス型の二重結合（二重結合の炭素につく2つの水素原子が構造上互いに反対側に位置する）を1つ以上もつ不飽和脂肪酸が存在し, トランス脂肪酸といわれる. トランス脂肪酸は, 工業的に油脂を加工（水素添加）する過程で生じ, マーガリンなどに含まれる. その他, 天然の動植物の脂肪（牛肉や乳製品など）中にも少し含まれている. トランス脂肪酸がLDLコレステロール値を上昇させることや冠動脈疾患の発症を増加させることが報告されている. 日本人の大多数は, トランス脂肪酸に関するWHOの目標（総エネルギー摂取量の1%未満）を下回っている. したがって, トランス脂肪酸の食事摂取基準は定められていない.

G. 食事性コレステロール

体内で1日に合成されるコレステロールの量は, 食事由来のコレステロール量の3倍以上である. また, コレステロールを多く摂取すると肝臓でのコレステロール合成は減少し, 摂取量が少なくなるとコレステロール合成は増加する（フィードバック調節）. このように, 体内でコレステロール量は一定となるよう調節されている. コレステロールの食事摂取基準は定められていない（ただし, 脂質異常症の重症化予防のためには, コレステロール摂取を200 mg/日未満に留めることが望ましいとされた）.

1）脂質は単純脂質，複合脂質および誘導脂質に分類される．

2）リノール酸と α-リノレン酸は，必須脂肪酸である．

3）脂質の吸収にはミセル形成が必要である．

4）脂質はリポタンパク質に取り込まれて全身に運搬される．

5）脂肪組織には白色脂肪組織と褐色脂肪組織がある．

6）体内で余剰となったグルコースから脂肪酸が合成される．

7）脂肪酸とグリセロールからトリアシルグリセロールが合成される．

8）脂肪酸は細胞内のミトコンドリアで酸化される．

9）体内のコレステロール合成量は，コレステロールの摂取量が多ければ低下し，逆に少なければ増加する．

10. タンパク質の栄養

　タンパク質は遺伝情報をもとに合成され，生命活動をかたちとして表現する重要な分子である．タンパク質は約20種類のアミノ酸を材料に，ペプチド結合により高分子化している．アミノ酸の配列によってさまざまな特徴的な立体構造を形成し，複雑な機能を発揮する．また，糖質や脂質と同様に生体にとって重要なエネルギー源でもある．

10.1 タンパク質の分類と栄養学的特徴

A. タンパク質はアミノ酸からできている

a. アミノ酸

(1) アミノ酸の化学構造　　アミノ酸は，その分子中にアミノ基とカルボキシ基を有する化合物と定義されている．通常，タンパク質を構成しているアミノ酸はプロリンを除きアミノ基とカルボキシ基が同じ炭素に結合したα–アミノ酸である（図10.1）．α–アミノ酸のα炭素には—COOH，—NH_2，—R，—Hのそれぞれ違った基が結合しているので，α炭素は不斉炭素である．したがって，グリシン以外のアミノ酸は，この不斉炭素に基づく鏡像異性体（光学異性体ともいう）が存在する．これをD型，L型と呼んで区別する．ただし，タンパク質を構成してい

図10.1　アミノ酸の一般式
β炭素にアミノ基がつくものをβ–アミノ酸，γ炭素にアミノ基がつくものをγ–アミノ酸という．それぞれタンパク質を構成せず，β–アラニン（天然物質），γ–アミノ酪酸（GABAといわれる神経伝達分子）などがある．

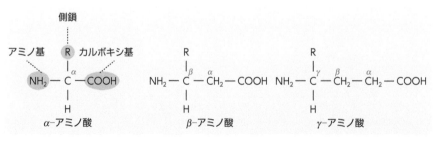

表 10.1 アミノ酸の種類（赤字は不可欠（必須）アミノ酸を示す）

アミノ酸	略号・記号	構造式
(1) 簡単な側鎖のアミノ酸（＊は分枝アミノ酸）		
グリシン	Gly [G]	$H-\underset{\underset{NH_2}{|}}{\overset{\overset{H}{|}}{C}}-COOH$
アラニン	Ala [A]	$CH_3-\underset{\underset{NH_2}{|}}{\overset{\overset{H}{|}}{C}}-COOH$
バリン＊	Val [V]	$\overset{H_3C}{\underset{H_3C}{>}}CH-\underset{\underset{NH_2}{|}}{\overset{\overset{H}{|}}{C}}-COOH$
ロイシン＊	Leu [L]	$\overset{H_3C}{\underset{H_3C}{>}}CH-CH_2-\underset{\underset{NH_2}{|}}{\overset{\overset{H}{|}}{C}}-COOH$
イソロイシン＊	Ile [I]	$CH_3-CH_2-\underset{\underset{CH_3}{|}}{CH}-\underset{\underset{NH_2}{|}}{\overset{\overset{H}{|}}{C}}-COOH$
(2) 水酸基（—OH）を含むアミノ酸		
セリン	Ser [S]	$\underset{\underset{OH}{|}}{CH_2}-\underset{\underset{NH_2}{|}}{C}-COOH$
トレオニン（スレオニン）	Thr [T]	$CH_3-\underset{\underset{OH}{|}}{CH}-\underset{\underset{NH_2}{|}}{\overset{\overset{H}{|}}{C}}-COOH$
チロシン	Tyr [Y]	$HO-⟨\bigcirc⟩-\underset{\underset{NH_2}{|}}{CH_2-C}-COOH$
(3) 硫黄を含むアミノ酸		
システイン	Cys [C]	$\underset{\underset{SH}{|}}{CH_2}-\underset{\underset{NH_2}{|}}{\overset{\overset{H}{|}}{C}}-COOH$
メチオニン	Met [M]	$\underset{\underset{S-CH_3}{|}}{CH_2}-CH_2-\underset{\underset{NH_2}{|}}{\overset{\overset{H}{|}}{C}}-COOH$

る天然のアミノ酸のほとんどは L 型である．

(2) アミノ酸の種類 タンパク質を構成する約20種のアミノ酸は，その側鎖の性質により，表10.1のようなグループに分けられる．また，栄養学的には体内でまったく合成できないか，または必要な量を合成できないために食物として摂取しなければならない不可欠（必須）アミノ酸と，そうでない可欠（非必須）アミノ酸がある．

(3) アミノ酸の結合 アミノ酸2分子から水1分子がとれ，–CONH–結合（ペプ

表 10.1　（つづき）

アミノ酸	略号・記号	構造式
(4) 酸性基あるいはその酸アミドを含むアミノ酸 アスパラギン酸	Asp [D]	HOOC—CH₂—C(H)(NH₂)—COOH
アスパラギン	Asn [N]	H₂N—C(=O)—CH₂—C(H)(NH₂)—COOH
グルタミン酸	Glu [E]	HOOC—CH₂—CH₂—C(H)(NH₂)—COOH
グルタミン	Gln [Q]	H₂N—C(=O)—CH₂—CH₂—C(H)(NH₂)—COOH
(5) 塩基性基を含むアミノ酸 アルギニン	Arg [R]	H—N(—C(=NH)NH₂)—CH₂—CH₂—CH₂—C(H)(NH₂)—COOH
リシン（リジン）	Lys [K]	CH₂(NH₂)—CH₂—CH₂—CH₂—C(H)(NH₂)—COOH
ヒスチジン	His [H]	(イミダゾール環)—CH₂—C(H)(NH₂)—COOH
(6) 芳香環を含むアミノ酸 フェニルアラニン	Phe [F]	(ベンゼン環)—CH₂—C(H)(NH₂)—COOH
チロシン	Tyr [Y]	(2)を参照
トリプトファン	Trp [W]	(インドール環)—CH₂—C(H)(NH₂)—COOH
(7) イミノ酸 プロリン	Pro [P]	(ピロリジン環)—COOH

チド結合）により結合した化合物を一般にペプチドと呼ぶ．同様に第三，第四のアミノ酸が順次結合してペプチドはしだいに長くなっていく．アミノ酸2，3，4，…個からなるペプチドをそれぞれジペプチド，トリペプチド，テトラペプチド，

…と呼び，アミノ酸数個から十数個のものをオリゴペプチド，さらに長いものをポリペプチドという．ポリペプチドのうち，特有の構造や生理機能を持つものをタンパク質というが，ポリペプチドとタンパク質の名称に明確な区分はない．

B. タンパク質の分類

a. 組成による分類

(1) 単純タンパク質　アミノ酸だけで構成されているタンパク質を単純タンパク質といい，血清中のアルブミンやグロブリンはその代表的なものである．また，コメのオリゼニンやコムギのグルテニンも単純タンパク質である（表10.2）．

(2) 複合タンパク質　糖，脂質，核酸，色素，無機質などを含むタンパク質を複合タンパク質といい，それぞれ糖タンパク質，リポタンパク質，核タンパク質，色素タンパク質，金属タンパク質などと呼んでいる（表10.3）．

(3) 誘導タンパク質　天然タンパク質が酵素や物理的，化学的な作用で変化して生じたタンパク質で，コラーゲンが熱変性したゼラチン，タンパク質が加水分

表 10.2　単純タンパク質の分類

名称	溶解性				特性	例，分布など
	水	希塩類溶液	希酸	希アルカリ		
アルブミン	○	○	○	○	熱で凝固	血清アルブミン（血清），ラクトアルブミン（乳），オボアルブミン（卵白）
グロブリン	×	○	○	○	熱で凝固 生理食塩水に可溶	血清グロブリン（血清），ラクトグロブリン（乳），ミオシン（筋肉），リゾチーム（卵白）
アルブミノイド	×	×	×	×	動物性 難消化性	コラーゲン（軟骨，皮膚，腱），エラスチン（靱帯，腱，動脈），ケラチン（表皮，毛髪，爪）
グルテリン	×	×	○	○	植物性 グルタミン酸含量大	オリゼニン（コメ），グルテニン（コムギ）
プロラミン	×	×	○	○	植物性 80%アルコールに可溶	グリアジン（コムギ），ゼイン（トウモロコシ）
ヒストン	○	○	○	×	塩基性タンパク質 リシン含量大	チムヒストン（胸腺），真核細胞のDNAに存在

表 10.3　複合タンパク質の分類

名称	アミノ酸以外の物質	例，分布など
糖タンパク質	糖および糖誘導体	ムチン（唾液），オボムコイド，オボムチン（卵白）
リポタンパク質	リン脂質，コレステロール	リポタンパク質（血清），リポビテリン（卵黄）
核タンパク質	核酸（DNA，RNA）	ヒストンタンパク質（細胞核），タバコモザイクウイルス
色素タンパク質	金属，フラビン，カロテノイド	ヘモグロビン（赤血球），ミオグロビン（筋肉），ロドプシン（網膜），フラビンタンパク質（酵素），シトクロム（シトクロムc）
金属タンパク質	金属	フェリチン：鉄（肝臓），セルロプラスミン：銅（血漿）
リンタンパク質	リン	カゼイン（牛乳），ビテリン（卵黄）

解されて生成したプロテオースやペプトンなどがある.

b. 形態による分類

(1) 繊維状タンパク質　　アルブミノイド（硬タンパク質）がこれに属し，結合組織に多いコラーゲンやエラスチン，筋線維を構成するミオシン，血液凝固作用のあるフィブリンなどがある.

(2) 球状タンパク質　　多くのタンパク質がこれに属し，溶解性が高く，複雑な立体構造をもっている. 酵素タンパク質，血清アルブミンなどが代表的なものである.

C.　タンパク質の栄養学的特徴

　タンパク質の栄養学的特徴は表6.3（p.40）を参照されたい.

　生命活動をかたちとして表現しているのはタンパク質のはたらきであり，多くの役割を担っているが，動的な役割と静的な役割に大きく分けることができる. 動的な機能には，輸送，代謝の制御，筋収縮，酵素として化学変化を触媒するなどの作用がある. 静的な機能には，骨や結合組織においてマトリックスを形成し，人体の構造や組織の形態を維持するものがある.

(1) 酵素　　生体内で起こる化学反応の大部分は酵素により触媒され，多くの酵素の関与によって初めて複雑な反応が厳密な統制のもとに進行し，生命活動を維持することが可能となる.

(2) 輸送　　血液中や筋肉で酸素を運搬しているヘモグロビンやミオグロビン，脂質を運搬するリポタンパク質，鉄を運搬するトランスフェリン，さらにはビタミンやホルモンなども特異的な輸送タンパク質により運ばれる.

(3) 生体防御　　免疫グロブリンやインターフェロンは細菌やウイルスの感染を防御する. トロンビンやフィブリンは血液を凝固させ出血を止める.

(4) ホルモン　　タンパク質ホルモンやペプチドホルモンとして膵臓から分泌されるインスリン，グルカゴン，下垂体前葉からの成長ホルモン，ACTH（副腎皮質刺激ホルモン），黄体形成ホルモン，卵胞刺激ホルモン，プロラクチン，下垂体後葉からのバソプレッシン（抗利尿ホルモン：ADH），オキシトシン，甲状腺からのカルシトニンなどがある.

(5) 筋肉タンパク質　　筋肉の収縮にアクチンとミオシンが重要なはたらきをしている.

(6) 生体の構造や組織の形態維持成分　　このはたらきをしているタンパク質にはコラーゲンやエラスチン，ケラチンが含まれている. コラーゲンは生体中全タンパク質の30 ～ 40%を占め，骨，軟骨，皮膚などに多く存在する. 骨のしなやかさ，血管や皮膚の弾力性維持に重要である. エラスチンは靱帯に多く存在し，強い弾性を示す. ケラチンは表皮，毛髪，爪などの主成分である.

10.2 タンパク質の消化と吸収

食物中のタンパク質を栄養素として利用するためには，高分子のタンパク質を吸収可能な低分子のペプチドやアミノ酸にまで分解する必要がある．このため，胃および小腸で特異性の異なるタンパク質分解酵素による消化を受ける（表10.4）．

ヒトは，タンパク質およびその関連物質を分解する酵素を10種類以上もち，消化管の機械的な力も借りて，たんねんに消化し，吸収している．ただし，例外的に誕生後のごく短期間には免疫獲得のために，乳汁中の免疫グロブリン（IgA）などは消化されず，そのまま吸収される．消化のはじめの過程は，エンドペプチダーゼ（ペプシン，トリプシン，キモトリプシン）といわれるタンパク質分子を内部から切断する酵素がはたらき，オリゴペプチドができる．次にエキソペプチダーゼと呼ばれる，末端からアミノ酸を切り離す酵素がはたらき，最終消化産物であるアミノ酸が生じる．アミノ酸の吸収はおもに十二指腸と空腸で起こる．アミノ酸が吸収上皮細胞内に吸収されるには細胞膜上の輸送担体が必要であり，どの輸送担体を経由するかはアミノ酸の性質（中性，酸性，塩基性など）で異なる．いくつかの種類の輸送担体はアミノ酸とNa^+を共輸送するため，吸収上皮細胞内のNa^+

IgA：immuno-globulin A

表 10.4　タンパク質の消化酵素

消化液	作用部位	1日の分泌量	pH	消化酵素と活性化のしくみ	基質	分解産物	最適pH
胃液	胃	1.5～2.5 L	1.0～3.5	ペプシノーゲン ⬇（塩酸・ペプシン） ペプシン	タンパク質	プロテオース ポリペプチド	2.0～3.0
膵液	小腸	1.0～1.5 L	8.0～8.3	トリプシノーゲン ⬇（エンテロキナーゼ・トリプシン） トリプシン	タンパク質	ポリペプチド	8.0
					ポリペプチド	ペプチド	
				キモトリプシノーゲン ⬇（トリプシン） キモトリプシン	タンパク質	ポリペプチド	8.0
					ポリペプチド	ペプチド	
				プロカルボキシペプチダーゼ ⬇（トリプシン） カルボキシペプチダーゼ	ペプチド（C末端から分解）	アミノ酸	8.0
腸液*	小腸粘膜 微絨毛（膜粘膜）	1.5～3.0 L	7.8～8.9	アミノペプチダーゼ	ペプチド（N末端から分解）	アミノ酸	8.0
				ジペプチダーゼ	ジペプチド	アミノ酸	8.0

＊　腸液の成分は，ムチン（粘液性の糖タンパク質），電解質（炭酸水素ナトリウム，胃酸の中和）および水で，消化酵素は含まない．

注：タンパク質の消化による低分子化の順番をタンパク質，プロテオース，ポリペプチド，ペプチド，ジペプチド，アミノ酸として表した．ペプチドはポリペプチド（ペプトン，タンパク質の部分分解物）の一部やアミノ酸10個以下のオリゴペプチドなども含んでいる．

を汲み出すためにNa$^+$/K$^+$ATPアーゼを駆動させなければならない.

A. タンパク質の消化は胃から始まる

食物が胃に入ると,その刺激により分泌される胃液中の塩酸で,胃内環境は
pH 2程度になり,タンパク質は変性し消化酵素の作用を受けやすくなる.胃か
ら分泌されるタンパク質消化酵素ペプシンはペプシノーゲンという酵素活性をも
たない形(不活性型:マスクエンザイム)で分泌され,胃酸やペプシン自身によって活
性化され酵素活性を示すようになる.ペプシンは,タンパク質の芳香族アミノ酸
のカルボキシ基側のペプチド結合を認識して加水分解し,プロテオースやペプト
ンを生成する.

胃で一部消化された食物が十二指腸に入るとその刺激により,セクレチン,コ
レシストキニン(CCK)などの消化管ホルモンが分泌され,その作用により膵液が
分泌される.膵液には,トリプシノーゲン,キモトリプシノーゲン,プロカルボ
キシペプチダーゼなどの消化酵素が含まれる.不活性型のトリプシノーゲンは,
エンテロキナーゼの作用で活性化されてトリプシンを生じ,さらにトリプシンは
自己消化作用で活性化を促進する.また,不活性型のキモトリプシノーゲンやプ
ロカルボキシペプチダーゼはトリプシンにより活性化されてキモトリプシンやカ
ルボキシペプチダーゼとなる.トリプシンは,アルギニンやリシンなどの塩基性
アミノ酸のカルボキシ基側のペプチド結合を,キモトリプシンは芳香族アミノ酸
およびメチオニン,アスパラギン,ヒスチジンのカルボキシ基側のペプチド結合
を,それぞれ特異的に加水分解する.このようにそれぞれの酵素が決まった部分
のペプチド結合を選択的に加水分解することにより,タンパク質は消化によって
ペプチド(ジペプチド・トリペプチド)および遊離アミノ酸となる.

CCK:cholecysto-
kinin

B. タンパク質の吸収は小腸で行われる

ペプチド(ジペプチド,トリペプチド)は,ペプチドトランスポーター1(PEPT1)を
介して,遊離アミノ酸は種々の特徴的な輸送タンパク質を介して吸収上皮細胞内
に流入する.アミノ酸とペプチドではペプチドの吸収が早く,タンパク質の大半
はペプチドとして吸収上皮細胞に流入している.吸収上皮細胞内でペプチドは細
胞質に存在するペプチダーゼによってアミノ酸に分解された後に毛細血管へ移行
する.稀に食事由来のペプチドが血液中に認められる場合もある.腸管内のペプ
チドが吸収上皮細胞を経由せず,細胞と細胞の間隙を通過して体内に流入してい
る場合もあると考えられている.

アミノ酸の吸収には,構造や電荷が似た特定のアミノ酸群を選択的に輸送する
複数の輸送系が知られている.複数のアミノ酸が同一の輸送系を利用するため,
サプリメントなどで特定のアミノ酸を大量に摂取した場合には,少ない摂取量の

10. タンパク質の栄養

アミノ酸の吸収と競合してしまい，結果として少ない摂取量のアミノ酸の吸収阻害につながる．たとえば，

①側鎖の短い中性アミノ酸(グリシン，アラニン，システイン，セリン)

②側鎖の長い中性アミノ酸（トリプトファン，チロシン，フェニルアラニン，ロイシン，イソロイシン，バリン，トレオニン，アスパラギン，グルタミン）

③塩基性アミノ酸(リシン，ヒスチジン，アルギニン)

④酸性アミノ酸(アスパラギン酸，グルタミン酸)

⑤イミノ酸(プロリン)

で，一般に，中性アミノ酸の吸収速度は酸性および塩基性アミノ酸の吸収速度よりも速い．ロイシン，イソロイシン，バリン，メチオニンなどの不可欠アミノ酸の吸収は，可欠アミノ酸の吸収よりも速い．酸性アミノ酸であるグルタミン酸とアスパラギン酸は，上皮細胞でアミノ基をピルビン酸に転移してアラニンとなり，血中に放出され，肝臓に取り込まれる(図10.2参照)．

10.3 タンパク質の体内運搬

　腸管より吸収されたアミノ酸は門脈を経て肝臓に入り，そこで肝タンパク質や血清タンパク質などが合成され，一部は他の可欠アミノ酸に変化し，一部はそのまま血中に送出される．血中アミノ酸は，各組織に取り込まれ組織タンパク質の供給源として，また種々のホルモンや生理活性物質，核酸などの構成成分となる．

A. アミノ酸の臓器間輸送

　食後，消化管から吸収されたアミノ酸は門脈を通って肝臓に運ばれる．このう

図10.2　臓器間のアミノ酸の移動

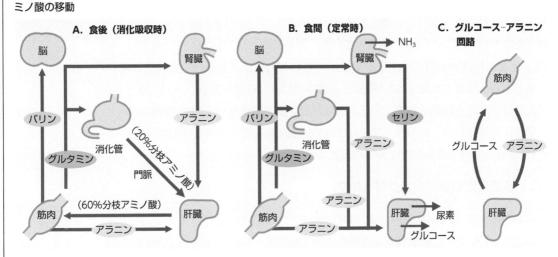

ち約20%が分枝アミノ酸（バリン，ロイシン，イソロイシン）である．分枝アミノ酸は肝臓で代謝されず，大半が直接筋肉に取り込まれ，筋肉タンパク質の合成に用いられるか，酸化分解されて筋肉のエネルギー源となる．このように食後筋肉は分枝アミノ酸を非常によく利用する．

　食間の血中アミノ酸濃度は体内の貯蔵タンパク質からのアミノ酸の遊離と各臓器におけるアミノ酸の利用のバランスによって決まる．筋肉は体内の遊離アミノ酸プール全体の半分以上を産出している．一方，肝臓は尿素回路で過剰な窒素の処理を行う．このように筋肉と肝臓はアミノ酸の血中濃度の維持に主要な役割を演じている．筋肉でアミノ酸の代謝により遊離したアミノ基はピルビン酸に転移されアラニンとして血中に放出される（図10.2）．血糖値が低下する空腹時や絶食時では，アラニンは肝臓で糖新生によりグルコースに変えられ，血中に放出される．特に筋肉からアラニンが肝臓に，肝臓からグルコースが筋肉に輸送される循環経路をグルコース–アラニン回路といい，タンパク質代謝と糖質代謝との接点をなし，タンパク質がエネルギー源となる代謝経路として重要である．筋肉から放出されるアミノ酸はアラニンのほか，グルタミンなどがある．グルタミンは肝臓，腎臓，消化管などで代謝される．腎臓はグルタミンを取り込み，アラニンのみならずセリンを放出することが特徴的で，これらのアミノ酸はエネルギー源や窒素運搬（nitrogen carrier）に重要である．

　脳のエネルギー源はグルコースのみといわれているが，飢餓などでグルコースの供給が十分でない場合には，ケトン体や分枝アミノ酸を取り込んで利用する．分枝アミノ酸のなかでもバリンが優先的に利用される．

B.　アルブミン

　血清タンパク質のうち，特に比率の高いものとして，アルブミンとグロブリンがある．アルブミンは肝臓のみで合成され，栄養状態が悪い場合や肝臓に障害がある場合には血中アルブミン濃度が低下する．アルブミンは血液浸透圧の調節，ホルモンやビタミンの運搬に関与している．アルブミンは肝臓で1日に約12〜14 g合成される．血中アルブミン量は多くても150 gで，全身のアルブミン貯蔵量も300 g程度である．したがって，過剰にタンパク質を摂取してもタンパク質としてこれ以上貯蔵されず，アミノ酸はアミノ基を脱離後，その炭素骨格は糖や脂肪に変換される．この際，タンパク質の代謝産物である尿素が血液中に多く現れ，BUN（血中尿素窒素）が上昇することがある．

BUN : blood urea nitrogen, RTP : Rapid turnover protein

C.　急速代謝回転タンパク質（RTP）

　生体内のタンパク質（体タンパク質）は常に分解と合成により新旧のタンパク質が入れ替わっている．この交換する速度を代謝回転速度といい，体タンパク質の種

表 10.5　アルブミン
と急速代謝回転タンパ
ク質の半減期

名称	半減期（日）	名称	半減期（日）
アルブミン	17〜23	トランスサイレチン	3〜4
トランスフェリン	7〜10	レチノール結合タンパク質	0.5

類によってその速度は異なる. 血液や肝臓のタンパク質は代謝回転が非常に速い.
また消化管壁細胞は24時間で入れ替わっている. 一方, 筋肉や骨中のタンパク
質は比較的遅く, 筋肉タンパク質の平均半減期は180日, 骨は1年である. 生体
(内)のタンパク質全体の平均半減期は約80日とされている.

　血清総タンパク質や血清アルブミン量はタンパク質摂取量の影響を受けやすく
古くから栄養状態の指標として用いられている. この指標はクワシオルコル[*1]
のようにタンパク質欠乏が明らかな状態では, 血漿総タンパク質濃度, 特に血清
アルブミン濃度の低下が見られる. しかし, 潜在的タンパク質欠乏の状態では変
化が現れにくく鋭敏さに欠ける. そのためアルブミンと同様に肝臓で合成される
が, アルブミンと比べて半減期の短い急速代謝回転タンパク質（RTP：トランスフェ
リン, トランスサイレチン[*2], レチノール結合タンパク質, 表10.5）は, 軽度の栄養障害（タ
ンパク質の消化吸収障害, 摂取不足）を反映する指標とされている. RTPは半減期が短
く一般的に短期の栄養状態の変化の評価に使用され, 術後など急性期の栄養状態
の評価に適している.

*1　カシオコア,
クワシオコールとも
いう. ガーナの言葉
に由来する低栄養状
態の1つ.

*2　プレアルブミ
ンともいう.

10.4 | タンパク質の体内代謝

A.　生体内のタンパク質は絶えず合成と分解を繰り返している

　健康な成人では, 合成されるタンパク質と分解されるタンパク質の量は等しく
動的定常状態を保っている. 定常状態におけるこのような交換を代謝回転という.
このタンパク質の代謝を図10.3に示した. 体重60 kgの成人では1日に約230 g
のタンパク質が合成され, 同じ量のタンパク質が分解されている. この量は1日
の摂取タンパク質量60 gの3倍以上である. また, 摂取タンパク質と同じ量の
タンパク質（アミノ酸）が分解されて生じた窒素は尿素として排泄され, 炭素骨格
は脂肪やグルコースに合成されたり, エネルギーとして利用される.

a.　生体内のタンパク質の合成

　タンパク質合成の概要は図10.4に示した. DNA（デオキシリボ核酸）は種々のタ
ンパク質の構造など, 生命の維持に不可欠な情報が塩基の配列により書き込まれ
ている. 遺伝子が細胞内で実際のタンパク質などに表現されることを発現という.
　発現の第1段階は, 核内においてDNA二重らせんがほどけ, 情報がRNA（リ

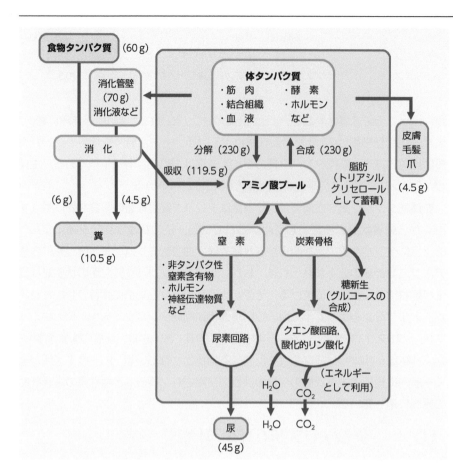

図10.3　タンパク質の代謝
尿中窒素排泄量および皮膚などへの窒素排泄量はタンパク質に換算して示した.

食物タンパク質（60 g）

消化管壁
（70 g）
消化液など

体タンパク質
・筋 肉　　・酵 素
・結合組織　・ホルモン
・血 液　　など

皮膚
毛髪
爪
（4.5 g）

消 化

（6 g）　　（4.5 g）

分解（230 g）　合成（230 g）

吸収（119.5 g）

アミノ酸プール

脂肪
（トリアシル
グリセロール
として蓄積）

糞
（10.5 g）

窒 素　　　　炭素骨格

・非タンパク性
　窒素含有物
・ホルモン
・神経伝達物質
　など

糖新生
（グルコースの
合成）

尿素回路

クエン酸回路,
酸化的リン酸化

（エネルギー
として利用）

H_2O　　CO_2

尿
（45 g）　　H_2O　　CO_2

ボ核酸）にコピーされることから始まる. この段階を転写という. DNAをおおまかに見ると, まずRNAを発現するかどうか, どの程度, いつ, どのような刺激があれば発現するのかなどの発現の調節を行う調節遺伝子領域があり, その次に実際にRNAにコピーされる転写領域がある. その領域のDNAは, タンパク質合成にとって不要な配列（イントロン）と必要な配列（エキソン）が交互に並んでおり, まとめてコピーされてから不要な配列部分を切り捨てて, 必要な部分を集めてmRNA（メッセンジャー RNA）になる. mRNAの情報はリボソームでタンパク質に翻訳される. mRNAは3つの塩基で1つのアミノ酸を決めており, この3つの塩基の組み合わせをコドンという. これには, アミノ酸を指定するもののほかにタンパク質の合成開始や合成停止を指定するものがあり, それぞれ, 開始コドン, 終止コドンという.

　tRNA（転移RNA）はmRNAのコドンに対応した相補的なアンチコドンをもち, 20種類のアミノ酸や開始コドンに対応したそれぞれのtRNAがある. アミノ酸は, それぞれに対応したアミノ酸活性化酵素によりそれぞれに対応したtRNAに結合され, アミノアシルtRNAが合成される. リボソームでは, mRNAのコドンと

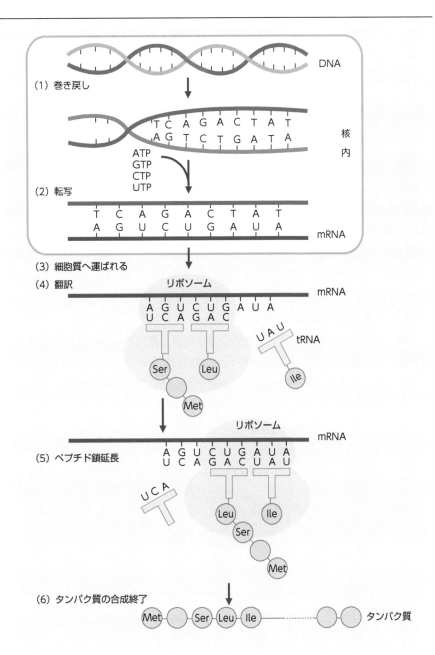

図 10.4　タンパク質の合成
CTP：cytidine 5´-triphosphate, UTP：uridine 5´-triphosphate

tRNAのアンチコドンをつき合わせながらmRNAの情報どおりにアミノ酸をつなぎ合わせてタンパク質を合成する．この過程を翻訳という．終止コドンまでくると終止因子のはたらきで翻訳は終わり，できあがったタンパク質は本来の高次構造をつくり，さまざまな機能をもつタンパク質になる．

b．体タンパク質の分解

　体タンパク質の分解は，細胞内小器官（細胞内消化器官）であるリソソームが関与するオートファジー系と，ユビキチン-プロテアソームシステム系により行われる．

オートファジーはタンパク質や細胞内小器官をオートファゴソームといわれる小胞で囲い，リソソームと融合することで一括分解を行うのに対し，プロテアソームはポリユビキチン化した標的タンパク質を特異的に分解する．

B.　アミノ酸の代謝

　アミノ酸プールのアミノ酸は，体タンパク質やアミノ酸を材料として合成される核酸，生理活性物質などの合成に使用されるが，残りは代謝される．アミノ酸代謝の最初の過程は多くの場合，アミノ基の脱離に始まる．アミノ基はα-ケト酸との反応により他のアミノ酸を合成したり，あるいは直接アンモニアの形で遊離して窒素の最終産物である尿素に変わる．尿素は肝臓において尿素回路を経て生成され，腎臓より尿中に排泄される．アミノ基を失った炭素鎖は糖質，脂質代謝と相互に関係しつつ，最終的にはクエン酸回路に取り込まれ，酸化分解を受ける（図10.3参照）．

a.　アミノ基の脱離と処理

　アミノ酸の分解にはまずアミノ基の脱離移動が必要であるが，これにはアミノ基転移反応や酸化的脱アミノ反応がある．離脱したアミノ基（アンモニア）は細胞にとって毒性が強く，特に神経細胞を傷害する．そこで，末梢組織ではアンモニ

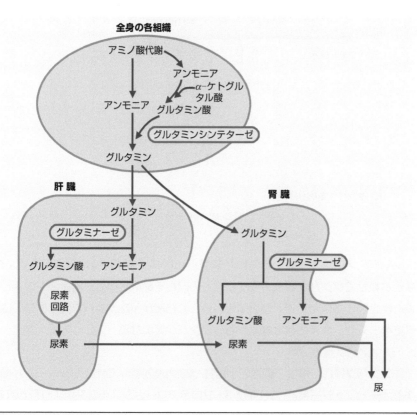

図 10.5　アンモニアの解毒と尿素の合成

表10.6　1日の尿の成分

成分	尿素	クレアチニン	尿酸	アンモニア	アミノ酸
重量 (mg)	20 ～ 35	1,000	400 ～ 600	0.5 ～ 0.8	150 ～ 200

アとα-ケトグルタル酸からグルタミン酸を生じ，さらにグルタミン酸とアンモニアからグルタミンを生成することにより，アンモニアを無害な形に変えてから，血液を介して肝臓に輸送する（図10.5）.

　肝臓では，グルタミン酸やグルタミンを取り込み，アンモニアをはずして毒性の低い尿素に変える．このしくみを尿素回路（オルニチン回路）という．アミノ酸のアミノ基の大部分は尿素として，筋肉組織のクレアチンリン酸はクレアチニンとして，また核酸のプリン塩基からは尿酸が窒素化合物の最終生産物として，尿中に排泄される（表10.6）.

b. 炭素骨格の代謝

　アミノ酸からアミノ基部分が除かれたのちの炭素鎖（炭素骨格）の分解は主として肝臓で行われ，ピルビン酸，アセチルCoAから，またはα-ケトグルタル酸，スクシニルCoA，フマル酸，オキサロ酢酸などからクエン酸回路に入り，最終的に二酸化炭素と水となり，その過程でATP（アデノシン5′-三リン酸）がつくられる.

　アミノ酸のうち糖新生によりグルコースに変わることができるものを糖原性アミノ酸という．一方，糖新生されずケトン体に変わりうるアミノ酸をケト原性アミノ酸という（表10.7）.

c. 可欠アミノ酸の生成

　糖質や脂質の中間代謝産物であるα-ケト酸におもにグルタミン酸のアミノ基が転移されて種々の可欠アミノ酸が体内で合成される.

表10.7　ケト原性アミノ酸と糖原性アミノ酸
（赤字は不可欠アミノ酸）

ケト原性アミノ酸	ケト原性・糖原性アミノ酸	糖原性アミノ酸
Leu（ロイシン）	Ile（イソロイシン）	Ala（アラニン）
Lys（リシン）	Phe（フェニルアラニン）	Arg（アルギニン）
	Trp（トリプトファン）	Asp（アスパラギン酸）
	Tyr（チロシン）	Asn（アスパラギン）
		Cys（システイン）
		Glu（グルタミン酸）
		Gln（グルタミン）
		His（ヒスチジン）
		Hyp（ヒドロキシプロリン）
		Met（メチオニン）
		Pro（プロリン）
		Ser（セリン）
		Thr（トレオニン）
		Val（バリン）

d. 脱炭酸反応（カルボキシ基の脱離）

一部のアミノ酸ではデカルボキシラーゼのはたらきで，アミノ酸のカルボキシ基が二酸化炭素としてはずれ，アミンを生じる．副腎髄質ホルモンや神経伝達物質としてはたらくカテコラミン（ドーパミン，ノルアドレナリン，アドレナリン）やヒスタミンはこの反応によって生じる．

10.5 不可欠（必須）アミノ酸

体内でアミノ酸が必要であるのは，タンパク質の構成材料としてのアミノ酸を必要とするからである．エネルギーやその他の栄養素を十分に含むアミノ酸混合食を投与し，窒素出納が維持されていることを確かめたのち，アミノ酸を1つずつ抜いて窒素出納を観察することにより，ヒトの不可欠アミノ酸が決定された．成人の不可欠アミノ酸は9種類である．

A. 不可欠（必須）アミノ酸の必要量

アミノ酸混合食を用いて窒素出納が維持されていることを確かめたのち，不可欠アミノ酸の1つをしだいに減らしていき，窒素出納が負にならない限界量を求め，そのアミノ酸の最小必要量とした．このようにして測定された値を基にWHO／FAO／UNU合同委員会が策定した不可欠アミノ酸必要量を表10.8に示した．乳児，幼児については正常な成長に必要な量として算出されたものである．

タンパク質の栄養価は，不可欠アミノ酸の含有量とバランス，および消化吸収率などによって異なる．肉，魚，卵などの動物性タンパク質の消化吸収率は97％と非常によく，穀類は精白度によって消化吸収率が異なるが，精白米では

表10.8　各年齢におけるアミノ酸必要量の算定値
（単位：mg／kg 体重／日）
資　料：WHO／FAO／UNU，2007．成人については日本人の食事摂取基準（2020年版）

アミノ酸	乳児 （5か月）	幼児 （1～2歳）	就学児童 （11～14歳）	成人*
ヒスチジン	22	15	12	10
イソロイシン	36	27	22	20
ロイシン	73	54	44	39
リシン	63	44	35	30
メチオニン＋シスチン	31	22	17	15
フェニルアラニン＋チロシン	59	40	30	25
トレオニン	35	24	18	15
トリプトファン	9.5	6.4	4.8	4.0
バリン	48	36	29	26
合計	376	267	212	183

＊　^{13}C アミノ酸法

88%とかなりよい.

10.6 タンパク質の質の評価

A. 食品タンパク質の栄養価の評価法

　食品タンパク質の栄養価の評価方法には，生物学的評価法と化学的評価法がある（表10.9）．生物学的評価法は試験タンパク質を実際にヒトや動物に給与し，体重の増加や消化・吸収された窒素量に対する体内に保留された窒素量の割合から評価するものである．化学的評価法は試験タンパク質のアミノ酸組成を分析し，ヒトが必要とする不可欠アミノ酸構成割合と比較して評価を行う方法である．

a. 生物学的評価法

　ヒトまたは実験動物に対する栄養効果によって評価するものである．これまでいろいろな方法が検討されてきたが，最も合理的な方法として一般的に用いられているのは窒素出納による方法である．タンパク質以外の栄養素には含まれない元素である窒素を指標として，摂取する食物中に含まれる窒素量と糞便および尿中に排泄される窒素量のバランスを調べて評価する方法を窒素出納法という．一般に成長期の動物では，摂取する窒素が排泄される窒素より多いので窒素出納は正になる．摂取タンパク質量が少なかったり，不可欠アミノ酸が不足する場合には，排泄される窒素のほうが多くなり窒素出納は負になる．この方法を基礎としてタンパク質の栄養価を表したものに，生物価(BV)，正味タンパク質利用率(NPU)などがある．窒素出納法以外にもタンパク質の栄養価を評価する方法はいくつもあるが，そのうち代表的なものとして，タンパク質効率比（PER），正味タンパク質効率比(NPR)がよく用いられている.

BV : biological value, NPU : net protein utilization, PER : protein efficiency ratio, NPR : net protein ration

(1) 生物価（BV）　　栄養価の高いタンパク質は，吸収された量に対して体内に保留される割合が大きい．反対に栄養価の低いタンパク質は吸収されても体内に保留されず排泄されてしまう．このことから，一定量のタンパク質を摂取後，吸収

表10.9　食品タンパク質の栄養価の評価方法

生物学的評価方法	化学的評価方法
1924年　生物価（ミッチェル）	1946年　化学価（ブロックとミッチェル）
1955年　正味タンパク質利用率（ミラーとベンダー）	1957年　タンパク質価（FAO）
	1973年　アミノ酸価（FAO／WHO）
	1985年　アミノ酸価（FAO／WHO／UNU）
	2007年　アミノ酸価（WHO／FAO／UNU）
	2013年　消化性不可欠アミノ酸価（FAO）

窒素に対する体内保留窒素の割合を測定して生物価としている.

生物価＝（体内保留N量/吸収N量）×100

＝［摂取N量−（便中N量−代謝性糞便N量）−（尿中N量−内因性尿N量）］/［摂取N量−（便中N量−代謝性糞便N量）］×100

(2) 正味タンパク質利用率（NPU）　摂取したタンパク質中の窒素量に対する体内に保留された窒素量の割合をいう.

正味タンパク質利用率＝生物価×消化吸収率

＝（体内保留N量/吸収N量）×（吸収N量/摂取N量）

＝体内保留N量/摂取N量×100

b.　化学的評価法

　体タンパク質が合成される際には，アミノ酸を1個ずつ順番に結合させるので，合成されるタンパク質のアミノ酸組成とアミノ酸プールのアミノ酸組成が一致すると，効率よくアミノ酸が利用される. しかし，どれか1つでも不足するアミノ酸があると完全なタンパク質ができない. そこで，体タンパク質合成に理想的なアミノ酸組成と比較して，ある食品の一番不足しているアミノ酸の不足の程度によって，その食品のタンパク質の栄養価を表す方法がタンパク質価やアミノ酸価などである. 化学的評価法の考え方は，板の長さを各不可欠アミノ酸の評点パターンとの百分率で示した図10.6の桶のモデルがよく表している. 1957年にFAOは食品タンパク質の栄養価を，化学的に評価する基準となる理想的な不可欠アミノ酸組成をもったタンパク質として，比較タンパク質を想定した. そして，タンパク質1gあたりに含まれる食品タンパク質の各不可欠アミノ酸量と比較タンパク質の各不可欠アミノ酸量との百分率を求め，この値が最も小さいアミノ酸（第一制限アミノ酸）の値をタンパク質価とした. その後アミノ酸評点パターンが変更され，卵タンパク質を評点パターンとした場合は卵価，人乳タンパク質の場合には人乳価とした. 1973年のFAO/WHOアミノ酸評点パターンの場合にはアミノ酸価と名前を変えて呼んでいる. 2007年に発表されたWHO/FAO/UNUのアミノ酸評点パターンが提案されていたが，現在は，2013年にFAOから，より正確なタンパク質の評価法として消化性不可欠アミノ酸スコア（DIAAS）法が推

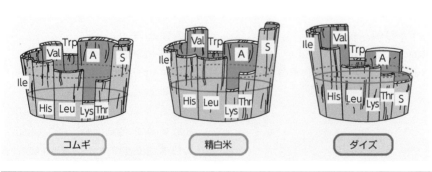

コムギ　　精白米　　ダイズ

図 10.6　アミノ酸の桶モデル
A：フェニルアラニン＋チロシン
S：メチオニン＋シスチン
------：1973 年のアミノ酸価 100 を示す
―――：第一制限アミノ酸のアミノ酸価を示す

　　　　　　　　　　　　　　　　　　　　10. タンパク質の栄養

アミノ酸	FAO/WHO (1973年) アミノ酸価	FAO/WHO/UNU (1985年)[*1] アミノ酸価	WHO/FAO/UNU (2007年)[*2] アミノ酸価	FAO (2013年)[*3] DIAAS法
ヒスチジン	—	19	18	20
イソロイシン	40	28	31	32
ロイシン	70	66	63	66
リシン	55	58	52	57
メチオニン+シスチン	35	25	26	27
フェニルアラニン+チロシン	60	63	46	52
トレオニン	40	34	27	31
トリプトファン	10	11	7.4	8.5
バリン	50	35	42	43
合計	360	339	312.4	337.5

*1 幼児（2〜5歳）の不可欠アミノ酸必要量パターン
*2 幼児（1〜2歳）の不可欠アミノ酸必要量パターン
*3 幼児（6か月〜3歳）アミノ酸推奨パターン

表10.10 アミノ酸評点パターンと化学的評価法
（単位：mg/g タンパク質）

奨されている（表10.10参照）.

B. 日常食のタンパク質栄養評価

　日常よく用いられている食品タンパク質の生物価およびアミノ酸価を表10.11に示した. 一般的に生物価がアミノ酸価よりやや低い値を示すが，この傾向は動物性食品で顕著に見られ，植物性食品ではあまり差がない. この表からも動物性食品のタンパク質が植物性食品に比べて良質であることがわかる.

　しかし，私たちの食事では単一の食品を食べるのではなく複数の食品を組み合わせて摂取している. 食品を組み合わせることにより，栄養価の低いタンパク質を含む食品を用いた食事でも，全体としての栄養価を比較的よい値に引き上げることができる. 表10.12で示したように，精白米のアミノ酸価は69（Lys）であるが，組み合わせることによってその価は100に増加する（100以上になるものは100とする）. 日本の食文化に見られるコメとダイズの組み合わせによる栄養価の改善は，栄養学において意味深いものである.

表10.11 おもな食品タンパク質の栄養価
（アミノ酸価は，WHO/FAO/UNU2007年，1〜2歳を基に計算）

動物性食品	生物価（BV）	アミノ酸価	植物性食品	生物価（BV）	アミノ酸価
鶏卵	94	100	ソバ	77	100
牛乳	85	100	ダイズ	73	100
魚肉	76	100	精白米	64	69 (Lys)
牛肉	74	100	トウモロコシ	59	35 (Lys)
鶏肉	74	100	コムギ	51	37 (Lys)

表10.12　混合タンパク質のアミノ酸価の求め方

	精白米 100 g	豆腐(木綿) 100 g	計(精白米＋豆腐)	タンパク質1gあたりの量(mg/gタンパク質)	アミノ酸評点パターン(mg/gタンパク質)	アミノ酸評点パターンとの比
タンパク質 (g)	6.1	6.6	12.7			
Ile (mg)	240	320	560	44	31	1.42
Leu (mg)	500	560	1060	83	63	1.32
Lys (mg)	220	450	670	53	52	1.02
S (mg)	290	187	477	38	26	1.46
A (mg)	550	660	1210	95	46	2.07
Thr (mg)	210	280	490	39	27	1.44
Trp (mg)	83	98	181	14.3	7.4	1.93
Val (mg)	350	330	680	54	42	1.29
アミノ酸価	69 (Lys)					100

表10.12　混合タンパク質のアミノ酸価の求め方
(WHO / FAO / UNU, 2007年, 1～2歳を基に計算)

S：含硫アミノ酸(メチオニン＋シスチン), A：芳香族アミノ酸(フェニルアラニン＋チロシン)
下線部は第一制限アミノ酸. 網が紫色の部分の数値は計算に使用した数値.
算出法：精白米 (220/6.1/52) × 100 = 69
　　　　精白米＋豆腐 (670/12.7/52) × 100 = 101 ⇒ 100

a. アミノ酸補足効果

　コメやコムギのタンパク質にリシンとトレオニンを添加することにより,栄養価を高めることが知られている. これを,アミノ酸の補足効果という. さらに,複数のアミノ酸が同程度に不足している場合に,片方のアミノ酸だけを補足すると,かえってタンパク質の利用効率が低下し,要求量が増加するアミノ酸インバランスなどになるので注意が必要である. 繰り返しになるが,タンパク質の栄養価は不可欠アミノ酸のバランスで決まる.

10.7　タンパク質の食事摂取基準

　タンパク質の栄養研究の進歩に伴い,タンパク質必要量の考え方,算定方法,その基礎となる数値などは変化してきた. しかし,基本的な考え方は同じであり,成人では体タンパク質の維持に必要な量として,また成長期では正常な発育に必要な量としてそれぞれ求められてきた.

　乳児(0～5か月)の場合,母乳を適当量摂取している限り,健常に発育し,タンパク質欠乏を来すことは報告されていない. したがって,哺乳量と母乳のタンパク質濃度から目安量を算出している.

　食事摂取基準(2020年版)は高齢者の低栄養予防やフレイル予防が考慮された.

A. 推定平均必要量

タンパク質維持必要量は良質なタンパク質を用いた短期の出納実験（窒素出納法）から窒素平衡を維持できる量を推定する．食事摂取基準（2020年版）では1歳以上すべての年齢区分に対して男女ともに，タンパク質維持必要量を0.66 g/kg体重/日とされた．

窒素出納法では良質な動物性タンパク質が用いられ，その生体利用効率はほぼ100%と考えられている．一方，日常摂取するタンパク質は植物性のタンパク質などを含むため利用効率はやや低く，18歳以上ではおよそ90%と見積もられた．推定平均必要量（g/kg体重/日）＝0.66 g/kg体重（タンパク質維持必要量）÷0.9（利用効率）＝0.73．各年代の参照体重から算出した18〜64歳の推定平均必要量は男性50 g/日，女性40 g/日となる．

B. 推奨量

個人間の変動係数として12.5%を採用し，その2倍の25%を推定平均必要量に加算して推奨量を算出している（推奨量＝推定平均必要量×1.25）．成人のタンパク質推奨量は，次式により算出する．

推奨量（g/kg体重/日）＝推定平均必要量（0.73 g/kg体重/日）×1.25＝0.91

C. 耐容上限量

タンパク質の耐容上限量を策定しうる明確な根拠となる報告は十分には見当たらないので，耐容上限量は設定されていない．

D. 生活習慣病およびフレイルの発症予防

タンパク質摂取量が関連する重要疾患に，フレイルおよび慢性腎臓病があげられる．タンパク質摂取量が多いことがフレイル発症リスクの低下を示す国内外の観察研究の結果が報告されている．日本人高齢者を対象にした研究では男性48 g/日，女性43 g/日以上のタンパク質摂取は，これよりも少ない量を摂取している場合に比べてフレイルのリスクが低い．フランスの横断研究では1.0 g/kg体重/日以上，米国の女性のみのコホート研究では1.1 g/kg体重/日以上のタンパク質摂取，スペインの地域在住高齢者のコホート研究では1.28 g/kg体重/日以上で，それぞれフレイルのリスク低下との関係が示されている．食事摂取基準（2020年版）のタンパク質摂取目標量の上限値である20%エネルギーは1.0〜1.25 g/kg体重/日（基準体位および身体活動レベルIIを用いて算出）に相当する．

筋肉量は，筋肉タンパク質の分解と合成のバランスで維持されている．高齢者は成人に比べてタンパク質合成能力が低下している．筋肉タンパク質合成は，

IGF-1受容体/Akt/mTORC1/p70S6K経路などの活性化によって誘導される.運動はmTORC1を活性化する.フレイル予防のためには運動と同時もしくは直後にバランスのとれたアミノ酸の供給が必要である.ロイシンもmTORC1を活性化するが,ロイシンのみを過剰に摂ると他の分枝アミノ酸の吸収が阻害されることが懸念される.

mTORC : mammalian/mechanistic target of rapamycin complex 1

腎機能の低下した高齢者では,過剰なタンパク質摂取に注意が必要である.2.0 g/kg体重/日の高タンパク質食摂取により,血中尿素窒素が10.7 mmol/L(64.2 mg/dL)正常値上限の3倍以上に上昇することから,健康な高齢者でも極端な高タンパク質食摂取は控えるのが適当と考えられる.また,軽度の腎障害のある高齢女性を対象とした前向きコホート研究では,高タンパク質食摂取(>1.3 g/kg体重/日)により,腎機能が悪化すると報告されている.ただし,タンパク質制限による低栄養を考慮して,一律にタンパク質制限を行うのではなく,個々の病態に応じて設定する必要がある.

1) タンパク質はアミノ酸(窒素化合物)からできている.
2) タンパク質の消化は胃内で始まる(胃内消化).
3) 小腸で吸収されたアミノ酸は,門脈を経て肝臓に運ばれる.
4) 体タンパク質は絶えず合成と分解を繰り返している.
5) タンパク質が分解されて生じたアンモニアは尿素として腎臓から排泄され,炭素骨格は脂肪や糖に合成されたり,エネルギーとして利用される.
6) タンパク質を構成するアミノ酸のうち9種類は,体内で合成されないので食物として摂取しなければならない(不可欠(必須)アミノ酸).
7) 食事中タンパク質の栄養価判定は,化学的方法(アミノ酸価など)と生物学的方法(生物価など)によって行われる.
8) タンパク質の推定平均必要量は0.73 g/kg体重/日,推奨量は0.91 g/kg体重/日とし,値を丸められている.
9) フレイル予防のため推奨量以上のタンパク質摂取が望まれる.

10. タンパク質の栄養

11. 栄養素の相互作用

11.1 糖質，脂質，タンパク質の代謝 および共通の中間代謝産物

エネルギー産生栄養素である糖質（グルコース），脂質（トリアシルグリセロール）およびタンパク質（アミノ酸）の代謝は，共通の中間代謝物（ピルビン酸やアセチルCoAなど）を介してつながっている（図11.1）.

11.2 血糖値を維持するための栄養素の 相互作用

グルコース，脂肪酸，およびアミノ酸は，体内で酸化されエネルギーとなる. 一方，グルコースはグリコーゲンとして，脂肪酸は（おもに）トリアシルグリセロールとして，アミノ酸はタンパク質として体内に貯蔵・蓄積される. エネルギー産生栄養素の消費と貯蔵には，血糖値（血中グルコースの値）が深くかかわっており，血糖値を維持するために，エネルギー産生栄養素間で変換や代替などの相互作用が生じる.

A. 血糖値を下げるための栄養素の相互作用

空腹時の血糖値は70〜110 mg / dLに維持されており，食後（糖質摂取後）には上昇するが，膵臓からインスリンが分泌されると，2〜3時間後には空腹時のレベルに戻る. このように，食後は血糖値を下げるための調節機構がはたらく. 食事由来の血糖（グルコース）の多くは，エネルギー源として消費されるが，余剰のグルコースは肝臓や筋肉でグリコーゲンとして貯蔵される. しかし，グリコーゲンの貯蔵量には限界があるため，それを超える量のグルコースはトリアシルグリセロール（必要量以上に合成できる）として脂肪組織などに貯蔵される（図11.2）. 一部

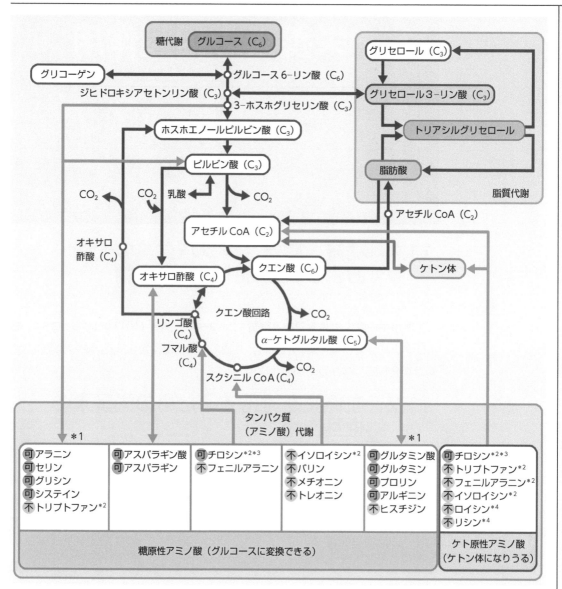

図 11.1　糖質（グルコース），脂質（トリアシルグリセロール），タンパク質（アミノ酸）の代謝および共通の中間代謝産物
$C_2 \sim C_6$ は炭素の数 2 ～ 6 を示す（ただし CoA の炭素数を除く）．矢印は変換の方向を示す．
可 可欠アミノ酸
不 不可欠アミノ酸
＊1　不可欠アミノ酸は合成できない，＊2　糖原性でありケト原性でもあるアミノ酸，＊3　チロシンはフェニルアラニン（不可欠アミノ酸）から合成される，＊4　ケト原性アミノ酸

のグルコースは，さまざまな中間代謝産物を経て可欠アミノ酸に変換され，体タンパク質の合成に利用される．インスリンは体脂肪（トリアシルグリセロール）合成や体タンパク質合成を高める（表11.1）．ただし，体タンパク質は必要量を超えて合成されない．

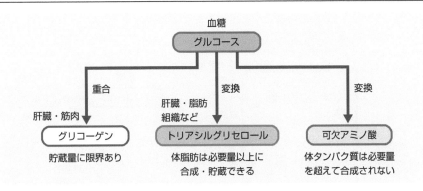

図 11.2　血糖（グルコース）から他の栄養素への変換

表 11.1　栄養素の相互作用を調節するホルモン
表中の体脂肪は、トリアシルグリセロールをさす。グルカゴンについては本文の注参照。

血糖
グルコース

重合　　　　　　　　変換　　　　　　　　　　変換

肝臓・筋肉　　　肝臓・脂肪組織など

グリコーゲン　　　トリアシルグリセロール　　　可欠アミノ酸

貯蔵量に限界あり　　体脂肪は必要量以上に　　体タンパク質は必要量
　　　　　　　　　合成・貯蔵できる　　　　を超えて合成されない

ホルモン	分泌する器官	分泌のタイミング	血糖値の調節	おもなホルモン作用
インスリン	膵臓（B細胞）	食後	下げる	グリコーゲンの合成促進（肝臓，筋肉），体脂肪・体タンパク質の合成促進
グルカゴン	膵臓（A細胞）	空腹時	上げる	グリコーゲンの分解促進（肝臓），糖新生の促進
アドレナリン	副腎（髄質）	空腹時	上げる	グリコーゲンの分解促進（肝臓，筋肉），体脂肪の分解促進
グルココルチコイド	副腎（皮質）	空腹時	上げる	体タンパク質の分解促進，糖新生の促進

a. 血糖値を下げるための栄養素の相互作用：グルコースからトリアシルグリセロールの合成

　余剰の血糖（グルコース）は，肝臓や脂肪組織で代謝され，ジヒドロキシアセトンリン酸を経てグリセロール3-リン酸が合成され，アセチルCoAを経て脂肪酸が合成される[*1]．グリセロール3-リン酸1分子と，脂肪酸が活性化したアシルCoA3分子からトリアシルグリセロールが合成される（図11.3）．糖質の摂りすぎは体脂肪（トリアシルグリセロール）の過剰な蓄積を招き，肥満や脂肪肝の原因となる．

B.　血糖値を上げるための栄養素の相互作用

　脳と赤血球のエネルギー源は血糖である．このため血糖値は一定レベル以上（最低でも50 mg/dL以上）に維持され続けなければならない．食事から糖質が得られず血糖値が低下する場合（空腹時や絶食時）には，グルカゴン[*2]，アドレナリンやグルココルチコイドが分泌され，血糖値を上げるための調節機構がはたらく．肝臓グリコーゲンが分解され血糖を補充するとともに（筋肉グリコーゲンは血糖にならない），体脂肪（トリアシルグリセロール）や体タンパク質が分解され，グリセロールや糖原性アミノ酸の糖新生によって新たに血糖が産生される（図11.4）．また，血液中の乳酸（グルコースの嫌気的代謝に由来）も糖新生に用いられる．これにより，通常は空腹時血糖値が70 ～ 110 mg/dLに維持される．

*1　糖が過剰でクエン酸回路が充足すると，余剰となったクエン酸がミトコンドリアから細胞質に移り，アセチルCoAを経て脂肪酸に合成される（図11.1も参照）．

*2　グルカゴンについては近年の研究では，アミノ酸代謝を促進することがわかっている．

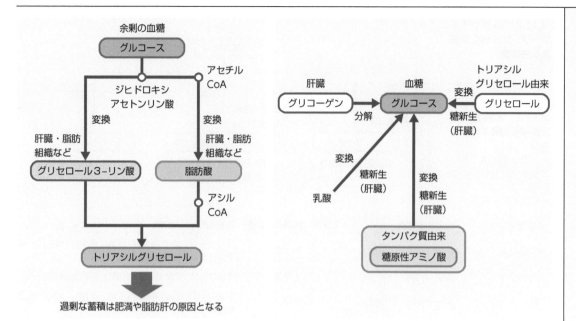

図 11.3　血糖値を下げるための栄養素の相互作用（グルコースからトリアシルグリセロールの合成）

図 11.4　他の栄養素から血糖（グルコース）への変換
糖新生の大部分は肝臓で行われるが，一部は腎臓でも行われる．

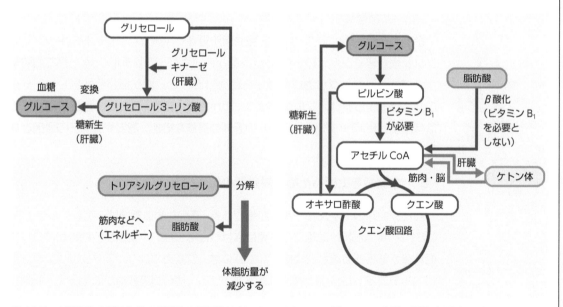

図 11.5　血糖値を上げるための栄養素の相互作用（トリアシルグリセロールの分解）

図 11.6　グルコース代謝と脂肪酸代謝の関係
オキサロ酢酸が不足すると，アセチル CoA はクエン酸回路に入れず，ケトン体になる（肝臓）．

a. 血糖値を上げるための栄養素の相互作用：トリアシルグリセロールの分解

　脂肪組織のトリアシルグリセロールが分解し，グリセロールと脂肪酸となって血中に放出される（図11.5）．グリセロールは肝臓のグリセロールキナーゼによってグリセロール3-リン酸となる（脂肪組織にはグリセロールキナーゼ活性がないため，グリセロールは代謝されない）．肝臓でグリセロール3-リン酸は，解糖系に入って代謝されるか，糖新生されグルコースとなる（血糖の補充）．脂肪酸は，アルブミンと結合して筋肉などに運ばれ，エネルギー源となる．脂肪酸を代替エネルギー源として利用することによって，血糖の消費を節約することができる．トリアシルグリセロールの分解が進むと体脂肪量が減少する．

(1) グルコース代謝と脂肪酸代謝の関係（図11.6）

グルコースの酸化過程において，ピルビン酸をアセチルCoAに変換する反応には，補酵素としてビタミンB$_1$誘導体が必要である．一方，脂肪酸のβ酸化によるアセチルCoAの生成過程では，ビタミンB$_1$誘導体を必要としない．そのため，脂肪酸をエネルギー源として利用する場合は，糖質を利用する場合に比べてビタミンB$_1$の消費量が節約できる．ただし，アセチルCoAがクエン酸回路に入るためにはオキサロ酢酸が必要である．絶食時の肝臓では，ピルビン酸からオキサロ酢酸の合成が活発となるが，同時にオキサロ酢酸の糖新生への利用も亢進する．脂肪酸が肝臓に流れ込んだ場合，β酸化によって産生されるアセチルCoAに対してオキサロ酢酸の量が相対的に不足していれば，クエン酸回路に入れないアセチルCoAはケトン体（アセト酢酸，βヒドロキシ酪酸，アセトン）となる．ケトン体は肝臓で処理されず血中に放出され，筋肉や脳など肝外組織で再びアセチルCoAとなりエネルギー源として利用される*．血液中にケトン体が溜まるとケトアシドーシスとなり血液が酸性に傾く．

b. 血糖値を上げるための栄養素の相互作用：タンパク質の分解

　エネルギー摂取量が充足している場合には，食事タンパク質は体タンパク質の合成に優先的に用いられる．一方，エネルギー摂取量が不足している場合には，食事タンパク質はエネルギー源として優先的に利用される（図11.7）．この場合，体内では，体タンパク質の合成よりも分解が優位となる．糖質や脂質で摂取エネ

*絶食が続くと，脳はケトン体をエネルギー源として利用するようになる．ケトン体のうち，アセトンは利用されずに，呼気中に排出される．

図 11.7　エネルギー摂取量とタンパク質代謝の関係
■ 食事中の糖質と脂質　■ 食事中のタンパク質

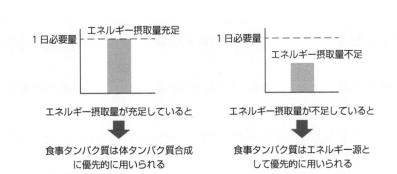

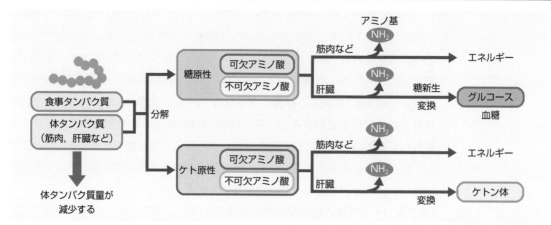

図11.8　血糖値を上げるための栄養素の相互作用（タンパク質の分解）

分枝アミノ酸（ロイシン，イソロイシン，バリン）は肝臓で代謝されず筋肉で代謝されるなど，臓器によって代謝されやすいアミノ酸は異なる．

ルギーを充足させることで，食事タンパク質を体タンパク質合成に有効に利用できる（タンパク質の節約作用）．

　食事タンパク質や体タンパク質（筋肉や肝臓など）が分解されると，糖原性アミノ酸とケト原性アミノ酸（それぞれ，可欠アミノ酸と不可欠アミノ酸を含む）が遊離する（図11.8）．エネルギー摂取量が不足し血糖値が低下した状態では，糖原性アミノ酸からアミノ基が取りはずされ，残りの炭素骨格が代替エネルギー源としてクエン酸回路に入り代謝されることで血糖の消費を節約する．さらに，糖原性アミノ酸は，肝臓で糖新生されグルコースになる（血糖の補充）．ケト原性アミノ酸は，アミノ基が取りはずされたのちに，残りの炭素骨格がクエン酸回路に入ってエネルギーとなるか，クエン酸回路に入れずケトン体となる．ケトン体は肝臓で産生され，肝外組織に輸送されてエネルギー源の代替となることで，血糖の消費を節約する．

(1)アミノ基の処理（図11.9）　アミノ酸の代謝の初期に取りはずされるアミノ基（アンモニア）は，肝臓では尿素回路によって尿素に変換される．尿素は血中に放出され，腎臓から尿中へ排泄される．筋肉では，アミノ基はアミノ基転移反応によりピルビン酸に転移されアラニンとなり，肝臓へ輸送される．このアミノ基転移反応には，ピリドキサールリン酸（ビタミンB_6）が必要である．空腹時や絶食時の肝臓では，アラニンのアミノ基は取りはずされ，ピルビン酸となった炭素骨格はエネルギー源として利用されるか，糖新生によりグルコースとなる（血糖の補充）．グルコースは筋肉に運ばれ，代謝によりピルビン酸を産生する．このような肝臓–筋肉間のグルコースとアラニンの循環をグルコース–アラニン回路という（8.5.A項参照）．

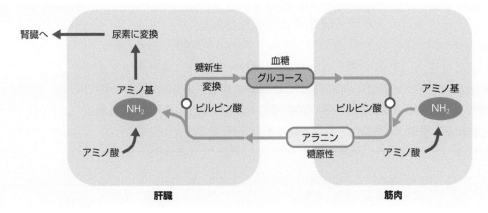

図11.9 アミノ基の
処理（グルコース–ア
ラニン回路）

11.3 | 栄養素の変換の考え方

A. 脂肪酸はグルコースに変換されない

グルコースは，脂肪酸や一部のアミノ酸に変換される（図11.2，図11.3参照）．グ
リセロールや糖原性アミノ酸は，糖新生によりグルコースに変換される（図11.4，
図11.5，図11.8参照）．しかし，脂肪酸やケト原性アミノ酸（ケト原性の代謝経路に限
定した場合）はグルコースに変換されない（糖新生されない）．

栄養素の変換の考え方の基本は，変換前の栄養素の炭素骨格が材料となり，変
換後の栄養素の量が増えることである．たとえば，グリセロールが糖新生される
場合は，グリセロールの炭素原子（C）3つすべてがグルコース合成の材料として
用いられ，その結果グルコースの量が増加する．一方，脂肪酸はβ酸化によりア
セチルCoA（炭素数は2）を産生するが，アセチルCoAがクエン酸回路に入るとさ
まざまな反応の中で分解され，その炭素骨格は2分子の二酸化炭素（CO_2）となっ
て回路から失われる（図11.1参照）*．そのためアセチルCoAの炭素骨格は，クエ
ン酸回路を構成する中間代謝産物（たとえば糖新生経路へ入るオキサロ酢酸やリンゴ酸）
の量を増やす材料にはならない．つまり，アセチルCoAは糖新生の材料として
用いられない．よって，アセチルCoAのみを産生する脂肪酸は，グルコースに
変換されない．

＊実際は，アセチル
CoAとしてクエン
酸回路に入った2
つの炭素原子（C）
は，そのサイクル中
ではなく，その後の
サイクルの中で
CO_2として放出さ
れていく．クエン酸
回路が次々と回転す
ることで，見かけ上，
クエン酸回路の各サ
イクルにおけるアセ
チルCoAの収支は
0となる．

アミノ酸を摂りすぎたら

大量のタンパク質（アミノ酸）を摂取しても，体タンパク質は必要量を超えて合成されない．体内で余剰となったアミノ酸からはアミノ基が取りはずされるため，アミノ基由来の尿素窒素が血液中に増加する．エネルギー摂取量が過剰であれば，余剰のアミノ酸の炭素骨格部分は，中間代謝産物を経て脂肪酸に変換され体脂肪として蓄積する．

1）エネルギー産生栄養素（糖質，脂質，タンパク質）の代謝は，共通の中間代謝産物を介してつながっている．

2）血糖値を維持するために，エネルギー産生栄養素間で変換などの相互作用が生じる．

3）グルコースは脂肪酸に変換されるが，脂肪酸はグルコースに変換されない．

4）グリセロールや糖原性アミノ酸は，糖新生によりグルコースとなる．

5）脂肪酸の代謝では，グルコースの代謝に比べてビタミン B_1 の消費量を節約できる．

6）エネルギー摂取量は，体タンパク質の合成と分解に影響する．

11．栄養素の相互作用

12. ビタミンの栄養

ビタミンとは，微量で生理作用を発揮するが，体内で合成できない，あるいは合成できても必要量を満たすことのできない有機化合物を指す．欠乏症を防ぐために，ビタミンを食物から摂取しなければならない．

12.1 ビタミンの分類と栄養学的機能

A. ビタミンの分類

現在，13種類がビタミンとして認められている（表12.1）．その溶解性から，脂溶性ビタミンと水溶性ビタミンに大別される．脂溶性ビタミンに分類されるのは，ビタミンA，ビタミンD，ビタミンE，ビタミンKの4種類である．水溶性ビタミンは全部で9種類で，B群ビタミン（ビタミンB_1，ビタミンB_2，ビタミンB_6，ビタミンB_{12}，ナイアシン，パントテン酸，葉酸，ビオチン）の8種類とビタミンCである．.

微量で生理作用を発揮するものの，明確な欠乏症が認められないなど，ビタミンとは言い切れない有機化合物が存在する．これらは，ビタミン様物質あるいはバイオファクターといわれ，コリン，α-リポ酸，ユビキノン（コエンザイムQ）などがある．

B. ビタミンの栄養学的機能

ビタミンの機能と欠乏症を表6.5（p.42）にまとめて示した．脂溶性ビタミンでは，種類，化合物の違いによって生理機能が異なる．B群ビタミンはいずれも補酵素として酵素反応に関与するという共通点をもつ．

表12.1 各ビタミンの代表的な構造
［柴田克己，ビタミン新栄養学（柴田克己ほか 編 ），p.47, 48 講談社（2012）］

ビタミン名	該当する活性を有する代表的な化学物質名	構造式
脂溶性 ビタミン A	レチノール $C_{20}H_{30}O = 286.5$	
ビタミン D	コレカルシフェロール $C_{27}H_{44}O = 384.6$	
ビタミン E	α-トコフェロール $C_{29}H_{50}O_2 = 430.7$	
ビタミン K	フィロキノン $C_{31}H_{46}O_2 = 450.7$	
水溶性 ビタミン B$_1$	ビタミン B$_1$ 塩酸塩（チアミン塩化物塩酸塩）$C_{12}H_{17}ClN_4OS-HCl = 337.3$	
ビタミン B$_2$	リボフラビン $C_{17}H_{20}N_4O_6 = 376.4$	
ビタミン B$_6$	ピリドキシン $C_8H_{11}NO_3 = 169.2$	

（つづく）

表 12.1 （つづき）

ビタミン名	該当する活性を有する代表的な化学物質名	構造式
ビタミン B$_{12}$	シアノコバラミン C$_{63}$H$_{88}$CoN$_{14}$O$_{14}$P = 1355.4	
ナイアシン	ニコチンアミド C$_6$H$_6$N$_2$O = 122.1	
パントテン酸	パントテン酸 C$_9$H$_{17}$NO$_5$ = 219.2	
葉酸	プテロイルモノグルタミン酸 C$_{19}$H$_{19}$N$_7$O$_6$ = 441.4	
ビオチン	ビオチン C$_{10}$H$_{16}$N$_2$O$_3$S = 244.3	
ビタミン C	アスコルビン酸 C$_6$H$_8$O$_6$ = 176.1	

水溶性

12.2 │ ビタミンの代謝とはたらき

A. ビタミンの摂取状況

令和元年国民健康栄養調査報告における20〜29歳の各ビタミン摂取量の中央値を表12.2に示した．成人の各年齢階級における各ビタミンの摂取量は類似した値である．また，最近10年間の各ビタミンの摂取量に変動はない．20〜29歳の各ビタミン摂取量の中央値と推定平均必要量を比較すると，ビタミンA，ビタミンB_1，ビタミンB_2，ビタミンCの摂取量の中央値は推定平均必要量の60〜80%である．ビタミンB_6，ビタミンB_{12}，葉酸の摂取量の中央値は推定平均必要量程度である．

B. ビタミンの吸収と体内運搬

a. 脂溶性ビタミン

脂溶性ビタミンの吸収機構は脂質と類似している．摂取した脂溶性ビタミンは管腔内で胆汁酸とミセルを形成し，小腸で吸収される．小腸上皮細胞からキロミクロンに取込まれてリンパ液に流入し，リンパ系から血流を経て，肝臓に貯蔵される．脂溶性ビタミンの輸送には結合タンパク質が関与する．

(1) ビタミンA　　動物性食品中ではレチノールとレチニルエステルが，植物性食品ではカロテノイドが主として存在する．レチノールはそのまま吸収されるが，

	男性	女性
ビタミンA（μgRAE／日）	338	292
ビタミンD（μg／日）	2.8	2.3
ビタミンE（mg／日）	6.4	5.0
ビタミンK（μg／日）	144	145
ビタミンB_1（mg／日）	1.01	0.73
ビタミンB_2（mg／日）	1.11	0.92
ビタミンB_6（mg／日）	1.03	0.87
ビタミンB_{12}（μg／日）	3.9	2.9
ナイアシン当量（mgNE／日）	31.1	24.6
パントテン酸（mg／日）	5.66	4.58
葉酸（μg／日）	214	209
ビタミンC（mg／日）	54	51

表12.2　令和元年国民健康・栄養調査報告による20〜29歳におけるビタミン摂取量の中央値

RBP : retinol-bind-
ing protein
TTR : transthyretin

DBP : vitamin D-
binding protein

α-TTP : α-tocoph-
erol transfer pro-
tein

レチニルエステルは消化管内でレチノールに変換されてから，カロテノイドはレ
チナールに変換されてから吸収される．吸収後，レチノールとレチナールは小腸
上皮細胞内でレチニルエステルに変換され，リンパ系を経て血中へ輸送される．
肝臓からはレチノールの形態で放出され，レチノール結合タンパク質（RBP）およ
びトランスサイレチン（TTR）と複合体を形成して血漿中を輸送される．標的細胞
に取り込まれたレチノールはそのまま若しくはレチノイン酸に変換されて生理作
用を発揮する．

(2) ビタミンD　　吸収されたビタミンDは血中でビタミンD結合タンパク質
（DBP）と結合して輸送される．ビタミンDは肝臓で25-ヒドロキシビタミンDに
変換され，さらに腎臓で活性型である1,25-ジヒドロキシビタミンDに変換され
る．

(3) ビタミンE　　吸収されたビタミンEは血中では特定のタンパク質とは結合せ
ず，LDLおよびHDLに組み込まれる．ビタミンEにはα，β，γ，δの同族体が存
在する．肝臓では，α-トコフェロールがα-トコフェロール輸送タンパク質（α-
TTP）と選択的に結合して貯蔵され，他の同族体は排泄される．このため，同族体
のなかでα-トコフェロールが生理活性を示す．

b．水溶性ビタミン

　ビタミンB_{12}を除く遊離型のB群ビタミン，ビタミンCはそのまま小腸で吸収
される．補酵素型のB群ビタミンは酵素タンパク質と結合した状態で食品中に存
在しており，消化によって遊離型ビタミンになってから，小腸で吸収される．遊
離型のまま血中を輸送されるビタミンと，タンパク質と結合するビタミンとがあ
る．ビタミンB_2であるリボフラビンの大部分は免疫グロブリンと，一部はアル
ブミンと結合して血中を輸送される．ビタミンB_6であるピリドキサールの大部
分は血中でピリドキサールリン酸（PLP）に変換され，アルブミンと結合する．B
群ビタミンは，遊離型として標的細胞に取込まれ，細胞内で補酵素型に変換され
る．ビタミンCについては，アスコルビン酸のままで生理活性を発揮する．

(1) ビタミンB_{12}　　ビタミンB_{12}は特異な吸収機構をもち，ビタミンB_{12}結合タ
ンパク質であるハプトコリンと内因子を利用して吸収される．胃酸によってタン
パク質から遊離したビタミンB_{12}は，唾液腺由来のハプトコリンと結合する．
十二指腸でハプトコリンの消化によって遊離したビタミンB_{12}は，胃の壁細胞か
ら分泌される内因子と複合体を形成し，小腸で受容体を介して複合体のまま吸収
される．血中では，トランスコバラミンと結合して輸送される．

C．　ビタミンの生合成

　ビタミンDとニコチンアミドは生合成される．
　アセチルCoAから生合成された7-デヒドロコレステロールが皮膚に存在して

おり，日光中の紫外線照射によって7-デヒドロコレステロールはビタミンD$_3$に変換される．このため，7-デヒドロコレステロールはプロビタミンD$_3$と呼ばれる．

ナイアシンであるニコチンアミドはトリプトファンから生合成される．60 mgのトリプトファンから1 mgのニコチンアミドが生合成される．一般的な食事をしている日本人では，トリプトファンからのニコチンアミド合成量はナイアシン摂取量と同程度である．

D. 補酵素機能をもつビタミン

B群ビタミンとビタミンKは補酵素として生理作用を発揮する．ビタミンB$_1$は糖質代謝と分枝アミノ酸代謝に，ビタミンB$_2$とパントテン酸は脂質代謝と糖質代謝に，ビタミンB$_6$とビタミンB$_{12}$はアミノ酸代謝に，ナイアシンは糖質代謝，脂質代謝，アミノ酸代謝に，葉酸はアミノ酸代謝と核酸代謝に，ビオチンはアミノ酸代謝，糖新生，脂肪酸合成に，ビタミンKは血液凝固に関与する．その補酵素名と関与するおもな酵素を表12.3に示した．また，クエン酸回路周辺の補酵素としてのはたらきを図12.1に示した．

E. 抗酸化作用をもつビタミン

ビタミンA（カロテノイド），ビタミンE，ビタミンCは抗酸化作用をもつ．いずれも，自身が酸化されることによって，生体内で発生したラジカルを還元し，消去する作用をもつ．ビタミンEは細胞膜や細胞内オルガネラ膜に存在し，膜の安

ビタミン	補酵素名	おもな酵素
ビタミン B$_1$	チアミンニリン酸（TDP）	ピルビン酸デヒドロゲナーゼ，2-オキソグルタル酸デヒドロゲナーゼ
ビタミン B$_2$	フラビンアデニンジヌクレオチド（FAD），フラビンモノヌクレオチド（FMN）	ピルビン酸デヒドロゲナーゼ，アシルCoA デヒドロゲナーゼ
ビタミン B$_6$	ピリドキサールリン酸（PLP）	アスパラギン酸アミノトランスフェラーゼ，アラニンアミノトランスフェラーゼ
ビタミン B$_{12}$	アデノシルコバラミン，メチルコバラミン	メチオニンシンターゼ，メチルマロニルCoA ムターゼ
ナイアシン	ニコチンアミドアデニンジヌクレオチド（NAD$^+$），ニコチンアミドアデニンジヌクレオチドリン酸（NADP$^+$）	ピルビン酸デヒドロゲナーゼ，2-オキソグルタル酸デヒドロゲナーゼ，グリセルアルデヒド 3-リン酸デヒドロゲナーゼ
パントテン酸	補酵素 A（CoA）	アシル CoA シンターゼ，ピルビン酸デヒドロゲナーゼ
葉酸	テトラヒドロ葉酸（THF）	メチオニンシンターゼ，ホルミルトランスフェラーゼ
ビオチン	ビオシチン	ピルビン酸カルボキシラーゼ，アセチルCoA カルボキシラーゼ
ビタミン K	還元型ビタミン K	γ-グルタミルカルボキシラーゼ

表 12.3　B群ビタミンとビタミンKの補酵素機能
TDP : thiamine diphosphate, FAD : flavin adenine dinucleotide, FMN : flavin mononucleotide, PLP : pyridoxal phosphate, NAD$^+$: nicotinamide adenine dinucleotide, NADP$^+$: nicotinamide adenine dinucleotide phosphate, CoA : coenzyme A, THF : tetrahydrofolic acid

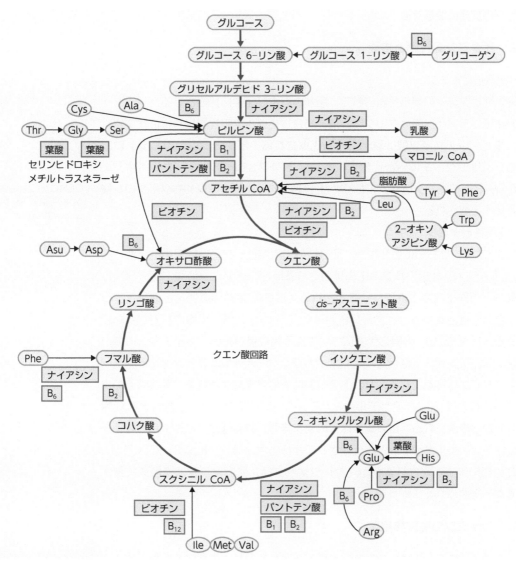

図 12.1 クエン酸回路周辺の補酵素としてのはたらき
[乾 博，ビタミンの新栄養学（柴田克己ほか編），p.115，講談社（2012）]

定化に寄与する．

F.　ホルモン様作用をもつビタミン

　ビタミンA（レチノイン酸），ビタミンD（1,25-ジヒドロキシビタミンD₃），ビタミンK（メナキノン-4）は，ステロイドホルモンと同じ機構で作用を発揮する．これは，核内に存在する受容体を介して，遺伝子発現を調節するものである．レチノイン酸の標的遺伝子は細胞の増殖・分化，細胞内情報伝達，代謝調節など多岐に渡る．1,25-ジヒドロキシビタミンD₃の標的遺伝子はカルシウムの吸収・輸送，骨代謝などビタミンDの主要な生理機能にかかわる．メナキノン-4の標的遺伝子は

骨代謝の調節に関与する．

G.　ビタミンの代謝と排泄

a.　脂溶性ビタミン

　脂溶性ビタミンは異化代謝されて，胆汁中および尿中に排泄される．レチノールおよびレチノイン酸はグルクロン酸と結合したグルクロン酸抱合体に代謝される．また，レチノイン酸は酸化物へも代謝される．ビタミンDはカルシトロン酸もしくはラクトン体へと代謝される．α-トコフェロールは2′-カルボキシエチル-6-ヒドロキシクロマン(CEHC)へと代謝される．ビタミンKもグルクロン酸抱合体へ代謝される．

CEHC：2′-car-boxyethyl-6-hy-droxychroman

b.　水溶性ビタミン

　ビタミンB_{12}はおもに胆汁中へ，それ以外の水溶性ビタミンは尿中へ排泄される．ビタミンB_1はチアミンのまま排泄されるほか，チアミン酢酸，チアゾール酢酸などへ異化代謝されてから排泄される．ビタミンB_2のほとんどはリボフラビンとして排泄される．ビタミンB_6は4-ピリドキシン酸に代謝されてから排泄される．ビタミンB_{12}の異化代謝については不明な点が多い．ナイアシンについては，ニコチンアミドはほとんど排泄されず，N^1-メチルニコチンアミドなどへ代謝されてから排泄される．パントテン酸はそのまま排泄される．葉酸はそのまま排泄されるほか，N-アセチル-p-アミノベンゾイルグルタミン酸などへ代謝されてから排泄される．ビオチンはそのまま排泄されるほか，ビスノルビオチンやビオチンスルホキシドなどへ代謝されてから排泄される．ビタミンCはアスコルビン酸のまま排泄されるほか，2,3-ジケトグロン酸およびシュウ酸に代謝されてから排泄される．

H.　ビタミンの生体利用度

　食品中のビタミンAはさまざまな形態で存在しており，生理作用を発揮するまでの転換効率が化合物によって異なる．また，動物性食品由来のレチノールの吸収率は70 〜 90％であるのに対し，植物性食品由来のカロテンの吸収率は食物中の脂肪量や調理方法などによって3 〜 96％と大きく異なる．これを踏まえ，下式を用いて，食品中のビタミンA含量はレチノール活性当量として示される．

　　　レチノール活性当量(μgRAE) ＝レチノール(μg) ＋β-カロテン(μg) × 1 / 12
　　　＋α-カロテン(μg) × 1 / 24 ＋β-クリプトキサンチン(μg) × 1 / 24 ＋その他
　　　のプロビタミンAカロテノイド(μg) × 1 / 24

　植物性食品中のB群ビタミンは糖やタンパク質と共有結合した形態でも存在する．これらの形態にはヒトの消化酵素では消化しにくい形態もあるため，必ずしも完全に消化，吸収されるわけではない．一般に植物性食品に含まれるB群ビタ

ミンの生体利用度は約50%であり，一般的な食事のB群ビタミンの生体利用度は約70%である.

　ナイアシンはトリプトファンから生合成されるため，ナイアシン栄養を考慮するためには，食品中のナイアシン摂取量にトリプトファンからの生合成量を加えたナイアシン当量を求める必要がある．トリプトファン–ニコチンアミド転換率を重量比で1/60とし，ナイアシン当量は下式から求められる.

　　ナイアシン当量（mgNE）＝ニコチンアミド（mg）＋ニコチン酸（mg）＋1/60トリプトファン（mg）

12.3 ビタミンの食事摂取基準

A. 成人におけるビタミンの食事摂取基準

　日本人の食事摂取基準（2020年版）では，全13種のビタミンについて食事摂取基準が策定された．成人におけるビタミンの食事摂取基準の一覧を表12.4に示した.

a. 推定平均必要量，推奨量，目安量

　ビタミンA，ビタミンB₁，ビタミンB₂，ビタミンB₆，ビタミンB₁₂，ナイアシン，葉酸，ビタミンCの8種類について，推定平均必要量と推奨量が策定された．ビタミンD，ビタミンE，ビタミンK，パントテン酸，ビオチンの5種類につい

表 12.4 ビタミンの食事摂取基準（18～29歳）

		推定平均必要量	推奨量	目安量	耐容上限量
脂溶性ビタミン	ビタミン A（μgRAE/日）	600（450）*1	850（650）*1	—	2,700（2,700）*2
	ビタミン D（μg/日）	—	—	8.5（8.5）	100（100）
	ビタミン E（mg/日）	—	—	6.0（5.0）	850（650）
	ビタミン K（μg/日）	—	—	150（150）	
水溶性ビタミン	ビタミン B₁（mg/日）	1.2（0.9）	1.4（1.1）	—	—
	ビタミン B₂（mg/日）	1.3（1.0）	1.6（1.2）	—	—
	ビタミン B₆（mg/日）	1.1（1.0）	1.4（1.1）	—	55（45）*3
	ビタミン B₁₂（μg/日）	2.0（2.0）	2.4（2.4）	—	—
	ナイアシン（mgNE/日）	13（9）	15（11）	—	300（250）[80（65）]*4
	パントテン酸（mg/日）	—	—	5（5）	
	葉酸（μg/日）	200（200）	240（240）	—	900（900）*5
	ビオチン（μg/日）	—	—	50（50）	
	ビタミン C（mg/日）	85（85）	100（100）	—	—

かっこ内は女性の値．ビタミンには目標量は設定されていない.
＊1　プロビタミン A カロテノイドを含む．　＊2　プロビタミン A カロテノイドを含まない．　＊3　ピリドキシンの量.
＊4　ニコチンアミドの mg 量．[ ]内はニコチン酸の mg 量．　＊5　プテロイルモノグルタミン酸の量.

ビタミン	研究方法	推定平均必要量の定義
ビタミンA	要因加算法	欠乏症を発症しない肝臓内ビタミンA貯蔵量（20 μg/g）を維持できる摂取量
ビタミンB$_1$	ヒト試験	尿中排泄量が増大し始める最小摂取量
ビタミンB$_2$	ヒト試験	尿中排泄量が増大し始める最小摂取量
ビタミンB$_6$	ヒト試験	神経障害が観察されない血漿PLP濃度（> 30 nmol/L）を維持できる摂取量
ビタミンB$_{12}$	要因加算法	悪性貧血患者の血液学的性状および血清ビタミンB$_{12}$濃度を適正に維持できる摂取量
ナイアシン	ヒト試験	ペラグラ症状の顕在化を指標とした尿中MNA排泄量を与える摂取量
葉酸	ヒト試験	赤血球中葉酸濃度（> 300 nmol/L）を維持できる摂取量
ビタミンC	ヒト試験	心臓血管系の疾病予防効果ならびに有効な抗酸化作用を期待できる血漿ビタミンC濃度（50 μmol/L）を与える摂取量

表12.5 日本人の食事摂取基準（2020年版）において推定平均必要量を決めるために用いた研究方法と推定平均必要量の定義
MNA : N^1-methylnicotinamide

ビタミン	目安量の決め方
ビタミンD	骨折リスクを上昇させないビタミンDの必要量に基づき，アメリカ・カナダの推奨量から，日照により皮膚で産生されると考えられるビタミンDを差し引き，摂取実態を踏まえて設定
ビタミンE	平成28年国民健康・栄養調査における性別および年齢階級ごとの摂取量の中央値
ビタミンK	明らかな健康障害は認められていない納豆非摂取者のビタミンK摂取量
パントテン酸	平成28年国民健康・栄養調査における性別および年齢階級ごとの摂取量の中央値
ビオチン	欠乏のない集団を対象としたトータルダイエット法による食事調査報告

表12.6 日本人の食事摂取基準（2020年版）における目安量の決め方

ては，推定平均必要量を策定するための科学的根拠が乏しいため，目安量が策定された．エネルギー代謝に関与するビタミンB$_1$，ビタミンB$_2$，ナイアシンの参照値は，エネルギーあたりの摂取量として示された．必要量がタンパク質摂取量の影響を受けるビタミンB$_6$の参照値は，タンパク質あたりの摂取量として示された．推定平均必要量，目安量の策定根拠を表12.5および表12.6に示した．

b. 耐容上限量

ビタミンA，ビタミンD，ビタミンE，ビタミンB$_6$，ナイアシン，葉酸の6種類について，耐容上限量が策定された．その策定根拠を表12.7に示した．

表 12.7　日本人の食事摂取基準（2020年版）における耐容上限量の策定根拠

ビタミン	策定	策定根拠
ビタミン A	○	ビタミン A の過剰蓄積による肝臓障害を指標
ビタミン D	○	高カルシウム血症を指標
ビタミン E	○	出血作用があるかもしれないため，健康障害非発現量から算出
ビタミン K	—	フィロキノンとメナキノンの大量摂取による毒性が認められない
ビタミン B_1	—	慢性的な大量摂取による臨床症状が報告されているが，十分なデータがない
ビタミン B_2	—	多量摂取による過剰の影響を受けにくい
ビタミン B_6	○	感覚性ニューロパシーを指標
ビタミン B_{12}	—	過剰摂取が健康障害を示す科学的根拠がない
ナイアシン	○	ニコチンアミド，ニコチン酸の大量投与による消化器系や肝臓の障害を指標
パントテン酸	—	十分な報告がない
葉酸	○	悪性貧血のマスキングがあるため，アメリカ・カナダの食事摂取基準で用いられている根拠を基に設定
ビオチン	—	十分な報告がない
ビタミン C	—	過剰摂取による影響は認められるが，広い摂取範囲で安全と考えられている

1) ビタミンは必須栄養素である．
2) ビタミンは脂溶性ビタミンと水溶性ビタミンに分類される．
3) B 群ビタミンとビタミン K は補酵素として生理作用を発揮する．
4) ビタミン A，ビタミン E，ビタミン C は抗酸化作用をもつ．
5) ビタミン A，ビタミン D，ビタミン K にはステロイドホルモンと同じ機構で作用を発揮する化合物がある．
6) ビタミン D とナイアシンは生体内でも合成される．
7) 同じビタミンであっても存在形態や化合物の構造の違いによって生体利用度が異なることがある．

13. | ミネラル（無機質）の栄養

　ミネラル（無機質）とは，有機化合物を構成する炭素（C），水素（H），酸素（O），窒素（N）の4元素を除く元素のことをいう．ヒトの生体内には，非常に多くの種類の元素が存在している．日本人の食事摂取基準（2020年版）では，13種類のミネラルについて摂取基準が定められている（表13.1）．これらは欠乏症や過剰症が報告されており，生理学的重要性が高いものと考えられる．そのほか，硫黄（S）やコバルト（Co）も必須のミネラルである．

　生体を構成するミネラルを分析すると，そのほかのミネラルも極めて微量見出されるが，生理学的役割およびその必要性は未だ明らかではない．

表 13.1　ミネラル

多量元素	ナトリウム，カリウム，カルシウム，マグネシウム，リン
微量元素	鉄，亜鉛，銅，マンガン，ヨウ素，セレン，クロム，モリブデン

13.1 | ミネラルの分類と栄養学的機能

A.　ミネラルは多量元素と微量元素に分類される

　人体に多く含まれるミネラルを多量元素という．ナトリウム（Na），カリウム（K），カルシウム（Ca），マグネシウム（Mg），リン（P）がこれにあたる．硫黄（S）や塩素（Cl）も比較的多く存在することから，多量元素に含む場合があるが，硫黄はタンパク質（含硫アミノ酸の成分），塩素はおもに食塩（NaCl）として摂取されるので日本人の食事摂取基準では特にその摂取基準を定めてはいない．これら多量元素は生体内では電解質（イオン）としても存在し，浸透圧やさまざまな化学反応に寄与している．

　体内含量が鉄よりも少ないものを一般的に微量元素という．食事摂取基準が示されているのは，鉄（Fe），亜鉛（Zn），銅（Cu），マンガン（Mn），ヨウ素（I），セレ

ン(Se)，クロム(Cr)，モリブデン(Mo)である．

一方で，毎年報告される国民健康・栄養調査では平成13年以降，ナトリウム，カリウム，カルシウム，マグネシウム，リン，鉄，亜鉛，銅までを対象としている．

B. ミネラルの栄養学的機能

各ミネラルのおもな機能と欠乏症，過剰症を表13.2に示す．

健康を維持するためにはミネラル摂取は必須である．ミネラルには拮抗作用（互いにその効果を打ち消しあう作用）があり，ナトリウムとカリウム，カルシウムとリンなど，摂取する量や割合が互いの吸収や排泄に影響している．これらの詳細なメカニズムは十分に解明されていない．

また過剰摂取により毒性を示すものが多くあり，各々のミネラルの適切な摂取を心がけることが重要である．食事摂取基準に載っていないものであっても，水銀(Hg)，ヒ素(As)やカドミウム(Cd)などの誤飲摂取は，著しい健康障害が起こることに注意しなければならない．

表13.2　ミネラルの欠乏症と過剰症

		おもなはたらき	欠乏症	過剰症
多量元素	ナトリウム	浸透圧調整，酸塩基平衡，細胞膜電位調節，体液量の調節，筋肉・神経の興奮，栄養素（グルコースやアミノ酸）の吸収	食欲不振，けいれん，筋肉痛	高血圧，胃がん促進
	カリウム	浸透圧調整，酸塩基平衡，細胞膜電位調節	筋力低下，不整脈	不整脈，心拍停止
	カルシウム	骨・歯の形成，筋肉・心筋の収縮，細胞内情報伝達，神経刺激の伝達	骨粗鬆症，くる病，骨軟化症，テタニー	腎結石，ミルクアルカリ症候群（カルシウムアルカリ症候群）
	マグネシウム	骨形成，筋肉・神経の興奮，体温調節	神経障害，虚血性心疾患	軟便，下痢
	リン	骨・歯の形成，ATP産生，細胞内情報伝達，核酸合成	くる病，骨軟化症	カルシウム吸収阻害，副甲状腺機能亢進
微量元素	鉄	酸素の運搬，酸化還元反応	貧血，食欲不振	鉄沈着症，ヘモクロマトーシス（血色素症）
	亜鉛	細胞分裂，核酸代謝，酵素補因子	味覚障害，皮膚炎，創傷治癒障害	銅吸収阻害，貧血，胃の不快感，免疫能低下
	銅	ヘモグロビン代謝，酵素補因子	貧血，メンケス病	ウイルソン病
	マンガン	酵素補因子	骨形成異常，成長遅延	パーキンソン病
	ヨウ素	甲状腺ホルモンの構成成分	甲状腺腫	甲状腺腫，甲状腺機能低下
	セレン	活性酸素種の分解，グルタチオンの酸化	克山病，心機能低下	毛髪爪の脱落，皮疹，悪心，嘔吐，下痢，腹痛，神経障害
	クロム	糖や脂質代謝に関与	インスリン抵抗性，耐糖能低下	腎炎
	モリブデン	フラビン酵素の成分，キサンチン・ヒポキサンチン代謝	頻脈頻呼吸，昏睡	高尿酸血症
	コバルト	ビタミンB_{12}の構成成分	巨赤芽球性貧血（悪性貧血）	特になし

13.2 │ ミネラルの代謝とはたらき

A. ナトリウム

ナトリウムはナトリウムイオン(Na^+)として，細胞外液(血液，細胞間質液など)に多く含まれ，生体内の細胞外液量を維持している．浸透圧の調節や酸・塩基平衡の調節にも重要である．

食事から摂取されたナトリウムは，小腸で大部分が吸収される．空腸では，中等度の濃度勾配に逆らって吸収され糖類の存在下で促進される．回腸では，糖類に関係なく高度の濃度勾配に逆らった能動輸送により吸収される．

排泄は，腎臓からの尿中排泄，皮膚(汗)からの損失，便中への排泄であるが，90%以上は腎臓での尿中排泄によるものである．糸球体を通過したナトリウムはそのほとんど(80%)が近位尿細管を通る間に再吸収される．遠位尿細管・集合管での再吸収の割合は少ないが，ホルモンの調節を受ける．副腎皮質から分泌されるアルドステロンは集合管でのナトリウム再吸収を促進する．一方，心房性ナトリウム利尿ペプチドは，集合管での再吸収を抑制し，ナトリウム排泄を増加させる．

食塩摂取による血圧上昇のしくみは，Na^+の排泄が追いつかず体内に貯留することで血液浸透圧の上昇に伴い水分量も増えること，つまり血液量増大のためであると考えられる．ナトリウムの摂取量が多いと尿中排泄も増大するが比較的時間を要するため，特に慢性的な摂取が体液量の増大を引き起こすと考えられる．またナトリウムが交感神経を活性化させ，血管を収縮させるメカニズムも存在する．

B. カリウム

カリウムはカリウムイオン(K^+)として98%が細胞内に存在する．体内の浸透圧や酸・塩基平衡を維持している．また，細胞内外のK^+比が細胞膜の静止電位を決めているため，神経や筋肉の興奮伝導に関与している．摂取されたカリウムの90%は尿中へ，10%は便中に排泄される．

カリウムはナトリウムの尿中排泄を促すため，高血圧関連疾患を予防するためにも腎機能が正常であればカリウムの摂取を心がけることが重要である．摂取されたカリウムは小腸や大腸で受動的に吸収されるが，回腸および大腸では能動的に放出されるため，重度の下痢ではカリウムの喪失が大きく低カリウム血症が起こる場合がある．

C. カルシウム

CaR : calcium-
sensing receptor
PTH : parathyroid
hormone

血中のカルシウム濃度は狭い範囲に維持されており，副甲状腺に存在するカルシウム受容体（CaR）が血中カルシウムをモニターしている．カルシウム濃度が低下するとCaRによって感知され，副甲状腺ホルモン（PTH，パラトルモン）の分泌が促進される．PTHは骨吸収を亢進させることでカルシウムを遊離させる．また，腎臓でカルシウムの再吸収を促進，ビタミンDの活性化を刺激し，小腸でのカルシウムの吸収を促進する．逆に血中カルシウム濃度が高まると甲状腺からカルシトニンが分泌され，骨吸収を抑制することで血液中へのカルシウム流入を抑える．

食事からのカルシウムは，おもに小腸上部における能動輸送によって吸収される．成人では，カルシウムの吸収率は25～30%程度であるが，成長期や妊娠・授乳期には吸収率が増加する．活性型ビタミンDは，カルシウムの吸収にかかわるカルシウム結合性タンパク質（カルビンディン）の遺伝子発現を誘導する．

カルシウムの99%は，ヒドロキシアパタイトとして，骨や歯に貯蔵され，骨格を形成している．また，カルシウムは細胞内外の濃度差があり，神経細胞や筋細胞の興奮性にも関与している．

D. マグネシウム

マグネシウムは，骨や歯の形成および多くの酵素反応やエネルギー産生に必要である．体内のマグネシウムの50～60%は骨に存在すると考えられている．骨以外では，脳，心臓，筋肉に多く含まれる．通常の食事では，小腸からマグネシウム含量の40～60%程度が吸収されると考えられ，摂取量が少ないと吸収率は上昇する．小腸において，ほとんどのマグネシウムは，ナトリウム輸送によって生じる細胞間電位差によって傍細胞的に吸収される（細胞間隙輸送）．

TRPM6 : transient
receptor potential
cation channel
subfamily M
member 6

腎臓糸球体を通過したMgは，最終的に5%が尿中に排泄される．近位曲尿細管で10～20%（細胞間隙輸送），太い上行脚で65～75%（細胞間隙輸送），遠位曲尿細管で5～10%（TRPM6による能動的輸送）が再吸収され，残りが尿中に排泄される．サプリメントによる過剰摂取により下痢が引き起こされる場合がある．

E. リン

リンは，有機リン酸と無機リン酸として生体内に広く分布しており，生体内エネルギー源であるアデノシン三リン酸（ATP）の構成成分として，また核酸の構成や種々のタンパク質の機能に不可欠なミネラルである．体内でリンの85%は骨にヒドロキシアパタイトとして蓄えられ，石灰化基質として生体力学支持に貢献している．リンは幅広い食品に含まれており，特にタンパク質と結合する形で多く存在することからタンパク質の摂取とリンの摂取には相関関係がある．また，

食品添加物にも使用されていることから，日本食品標準成分表では把握できない過剰摂取の懸念が考えられる．

　小腸からのリン吸収は，経細胞輸送（担体を利用した能動輸送）と細胞間隙輸送（受動輸送）の総和によって決定される．現代人におけるリン摂取量から考えると大部分は細胞間隙輸送によって吸収されているものと推測される．生体内リン恒常性を規定する最も重要な機構は，腎臓からの尿中排泄である．副甲状腺ホルモン（PTH）や骨で産生される線維芽細胞増殖因子（FGF23）は，近位尿細管でのリン再吸収を抑制することで尿中排泄を増加させる．

FGF：fibroblast growth factor

F. 鉄

　鉄は赤血球中のヘモグロビン，筋組織中のミオグロビンや各種酵素の構成成分である．食品中の鉄は，ヘム（鉄とポルフィリンからなる）に含まれるヘム鉄と非ヘム鉄（無機鉄：Fe^{2+}，Fe^{3+}）に分けられる．小腸ではヘムを取り込む輸送体タンパク質が存在し，ヘム鉄のまま吸収される．ヘムは，小腸上皮細胞内でヘムオキシゲナーゼの作用により，ポルフィリンとFe^{2+}に分離する．食品中の非ヘム鉄のほとんどはFe^{3+}である．Fe^{3+}は，そのままではほとんど吸収されないため，胃酸やアスコルビン酸などの還元物質によってFe^{2+}に変換され divalent metal transporter 1（DMT1）を介して小腸上皮細胞から吸収される．DMT1によるFe^{2+}の吸収はZn^{2+}やCu^{2+}，Mn^{2+}と競合する．最近の鉄同位体を用いた研究では，ヘム鉄の吸収率は50％，非ヘム鉄の吸収率は15％である．クエン酸，アスコルビン酸は鉄の吸収を促進する．フィチン酸，タンニン，シュウ酸は鉄の吸収を阻害することが知られている．鉄の恒常性は厳密に調節されており，生体内の鉄が不足すると吸収率が上昇し，排泄量も減る．肝臓や小腸上皮細胞内で，鉄はフェリチンに結合し蓄えられている．血液中の鉄はトランスフェリンと結合し循環している．赤芽球ではトランスフェリンレセプターを介して取り込まれ，赤血球の産生に必要な鉄を供給している．赤血球は，血液中をおおよそ120日循環した後マクロファージにて貪食される．その際に放出された鉄はトランスフェリンに再度結合し，ヘモグロビンの合成に再利用される．出血がない限り，体外への鉄の損失は少ない．

　赤血球では，ヘモグロビン中の鉄に酸素が結合することで全身の細胞への酸素運搬を担っている．鉄の欠乏は貧血だけでなく運動能力低下，認知機能の低下などを招く．

G. 亜鉛

　亜鉛は，DMT1を介して吸収され，小腸での吸収率は約30％程度である．その吸収効率は，2価の陽イオンである鉄や銅などと競合する．尿中への亜鉛排泄

は少量で，かつ摂取量にかかわらずほぼ一定である．体内の亜鉛はおもに，腸管粘膜の脱落や膵液分泌によって糞便中に排泄されるほか，発汗と皮膚の脱落，精液や月経血への逸脱により排泄される．細胞内外への亜鉛の移動は，亜鉛トランスポーターによって行われ，細胞内ではメタロチオネインに結合して貯蔵される．おもに骨格筋，骨，皮膚，肝臓，脳，腎臓に分布している．亜鉛は，種々の亜鉛含有酵素（DNAポリメラーゼ，アルコール脱水素酵素など）の触媒作用，タンパク質構造の維持に必要である．亜鉛不足によって味覚障害や皮膚炎が引き起こされること，また免疫機能が低下することが知られている．

H. 銅

2価の銅イオンはDMT1を介して吸収され，十二指腸で還元された1価の銅イオンはcopper transporter 1（CTR1）によって吸収される．そして基底膜側に存在するATPase7Aによって細胞内から門脈側に排出される．肝臓に運ばれた銅は輸送タンパク質であるセルロプラスミンと結合し，血液中を循環する．吸収された銅の約85%は肝臓から胆汁を介して糞便中へ排泄される．5%以下が尿中に排泄される．銅含有酵素（スーパーオキシドジスムターゼ，チロシナーゼなど）の酵素活性に重要である．エネルギー産生や鉄代謝，細胞外マトリックスの成熟，神経伝達物質の産生，活性酸素除去に関与している．体内で，銅の約65%は筋肉や骨に，約10%は肝臓に分布している．

I. マンガン

マンガンは多くの酵素反応にかかわっており，マンガンスーパーオキシドジスムターゼ，アルギニン分解酵素や乳酸脱炭素酵素の構成成分である．食事からのマンガンは，胃で可溶化され，小腸で2価イオンとなって吸収され，3価に酸化されて血中に入る．吸収効率は1〜5%程度で，鉄と同様のDMT1によって輸送されるため，マンガンの吸収量は食事中鉄含有量と反比例する．体内のマンガンは，胆汁を介して腸管に分泌されてその大部分（90%以上）が糞便中へ排泄される．

J. ヨウ素

生体内のヨウ素の70〜80%は甲状腺に存在し，甲状腺ホルモンの構成成分として重要である．食卓塩に添加されたヨウ素（ヨウ化物またはヨウ素酸塩）は，ヨウ化物の形態で消化管においてほぼ完全に吸収される．昆布製品などのヨウ素の吸収率はヨウ化物よりも低いと推定される．血液中では，ヨウ化物イオンとして循環し，能動的に甲状腺に取り込まれ，酸化，チログロブリンのチロシン残基への付加，プロテアーゼによる遊離，ペルオキシダーゼによる重合を経て甲状腺ホル

モンとなる．甲状腺ホルモンから遊離したヨウ素は最終的に90％以上が尿中に排泄される．尿中ヨウ素は直近のヨウ素摂取量の指標となるが，厳密にはヨウ素吸収量の指標と考えるべきである．

海藻や昆布を多く消費する日本人は欧米人に比べるとヨウ素の摂取量が多い．しかし，甲状腺へのヨウ素輸送が低下する脱出現象が起こっていると考えられ，甲状腺ホルモン産生は正常範囲に維持される．この脱出現象が長期にわたるとヨウ素が不足してしまうため，甲状腺機能低下や甲状腺腫が発生する可能性がある．

K. セレン

セレンは，グルタチオンペルオキシダーゼやヨードチロニン脱ヨウ素酵素と結合して，抗酸化反応や甲状腺ホルモン代謝に関して生理機能を有している．食品中のセレンは，おもにセレノメチオニン，セレノシスチンなどのアミノ酸に結合した形態で存在し，90％以上が吸収される．摂取量が増えれば尿中排泄も増えるため，セレンの恒常性は吸収ではなく尿中排泄によって維持されている．摂取量が多いと血液中のセレン濃度も上昇するため，血液中セレン濃度から摂取量を推定することができる．

L. クロム

通常の食事から摂取されるクロムは3価であると考えられる．小腸での吸収率は，摂取形態などのさまざまな要因によって変動するが，アメリカ・カナダの食事摂取基準では1％と見積もっている．おもな排泄経路は尿であると考えられている．3価クロムが4つ結合しているクロモジュリンというタンパク質は，インスリン受容体に結合することにより，インスリンシグナルの伝達を強化する．したがって，クロムがインスリン作用を増強すると考えられるが，動物実験では低クロム飼料で飼育しても糖代謝異常は観察できない．

M. モリブデン

モリブデンは，亜硫酸オキシダーゼなどの各種酵素の補酵素として機能している．モリブデンの吸収効率は比較的高く，88～93％である．摂取量が増えれば尿中排泄も増えるため，モリブデンの恒常性は吸収ではなく尿中排泄によって維持されている．

13.3 | ミネラルの食事摂取基準と摂取状況

A. 成人における食事摂取基準

それぞれのミネラルで，策定の考え方および方法が異なる．推定平均必要量・推奨量策定では，科学的根拠が不足している場合は，信頼性の面で算出は見合わせている．生活習慣病発症予防のための目標量はナトリウム（食塩として），カリウムについてのみ設定され，生活習慣病の重症化予防を目標とした量はナトリウムのみ設定された．

a. ナトリウム

ナトリウムの摂取量は，食塩の摂取に依存するため，通常の食生活で不足や欠乏の可能性はほとんどない．ナトリウムを食事摂取基準に含める意味は，過剰摂取による生活習慣病の発症および重症化を予防することである．つまり，食事摂取基準の活用上，推定平均必要量はほとんど意味を持たず，参考値として算定し，推奨量は算定していない．耐容上限量も設定されておらず，これは目標量がそれに近い意図で作成されているためである．

ナトリウム摂取量が0の場合，尿，便，皮膚，その他から排泄されるナトリウムの総和が不可避損失量であり，これを補う摂取量こそが必要量を満たすことができると考えられる．座位で発汗を伴わない場合，成人のナトリウム不可避損失量は500 mg/日以下で，個人間変動10%を考慮しても約600 mg/日（食塩相当量1.5 g/日）である．これを根拠に男女共通の推定平均必要量とした．しかし，実際に日本人の食生活では食塩摂取量が1.5 g/日を下回ることは考えられない．

2012年世界保健機構（WHO）は，成人に対して食塩として5 g/日未満を推奨した．しかしながら，目標量を5 g/日未満とすることは実現可能性の観点から適切ではない．各国のガイドラインを考慮すると，高血圧の予防・治療のためには6 g/日未満が望ましく，できるだけこの値に近づくことを目標とすべきであると考えられる．そこで食事摂取基準2020年版では，実現可能性を考慮し，5 g/日と平成28年度国民健康・栄養調査における中央値との中間値をとり，この値未満を目標量とした．成人期以降は目標量を高くする必要はないため，食塩摂取量が多い高齢者では値の平滑化を行っている．

b. カリウム

カリウムはさまざまな食品に含まれており，通常の食生活で不足になることはない．そして，推定平均必要量，推奨量を設定するための科学的根拠が少ない．カリウムの不可避損失量を補い平衡を維持するのに必要な値と摂取量から目安量

を設定した．男性2,500，女性はエネルギー摂取量の違いを考慮して2,000 mg/日を目安量としている．

　WHOは高血圧予防のためには成人3,510 mg/日が望ましいと提案している．この値と平成28年国民健康・栄養調査(18歳以上)のカリウム摂取中央値を用いて目標量を設定した．

　腎機能が正常であり，特にサプリメントを使用していなければ，過剰摂取のリスクは低い．したがって，耐容上限量は設定されていない．

c. カルシウム

　1歳以上については要因加算法により，骨量を維持するために必要な量として，推定平均必要量，推奨量を設定した．体内カルシウム蓄積量，尿中排泄量，経皮的損失量とカルシウム吸収率を用いて推定平均必要量を算定した．推奨量は個人間の変動係数を10%と見積もり，推定平均必要量に推奨量算定係数1.2を乗じた値としている．カルシウムの過剰摂取は，高カルシウム血症，高カルシウム尿症，軟組織の石灰化，泌尿器系結石などを引き起こす．3,000 mg/日以上の摂取で，血清カルシウム値が高値を示す(最低健康障害発現量)ことから，不確実性因子を1.2として耐容上限量は，2,500 mg/日としている．推定平均必要量・推奨量設定の考え方は目標量に近いものであり，特に目標量の設定はされていない．

d. マグネシウム

　日本人成人を対象とした出納試験を統括すると，出納が0になるマグネシウムの摂取量(平衡維持量)は4.18 mg/kg体重/日であり，性別および年齢階級参照体重を乗じて4.5 mg/kg体重/日を推定平均必要量とした．推奨量は個人間の変動係数を10%と見積もり，推定平均必要量に推奨量算定係数1.2を乗じた値としている．

　下痢の発症の有無をマグネシウム過剰の指標として耐容上限量の策定に用いている．欧米諸国からの報告によると最低健康障害発現量は360 mg/日と考えられている．下痢は一過性であり可逆的であることからも不確実性因子は1に近い値としてよいと考え，成人では350 mg/日をサプリメント等，通常の食品以外からの摂取による耐容上限量としている．通常の食品からマグネシウム過剰摂取によって好ましくない健康に影響するような報告は見当たらないため，通常の食品からの摂取量の耐容上限量は設定されていない．

e. リン

　リンは不足や欠乏の予防よりも過剰摂取の回避が重要である．血清リン濃度正常下限値を維持できるリン摂取量が推定平均必要量と考えられるが，日本人に関する成績が見当たらず，推定平均必要量と推奨量は設定されていない．

　平成28年国民健康・栄養調査によるとリンの摂取量の中央値は957 mg/日である．この調査では加工食品等に含まれる添加物としてのリン含量は加算されて

いないため，実際の摂取量はこの値よりも多いことも考えられる．1歳以上では，摂取量の中央値を目安量とし，18歳以上では，各年齢階級の摂取量の中央値の中で最も少ない摂取量を目安量としている.

　耐容上限量は，血清無機リンが正常上限を超える摂取量から算定し，18歳以上で3,000 mg/日とした.

f.　鉄

　推定平均必要量，推奨量の策定には要因加算法を用いている．算出法の基本的な考え方はアメリカ・カナダの食事摂取基準に従った．ただし，体重と経血量については日本人の値を用いて推定平均必要量を算出している．基本的鉄損失量は4集団41人の平均0.96 mg/日（体重68.6 kg）であり，これを体重比0.75乗を用いて外挿し，性別・年齢階級ごとに基本的鉄損失が算出された．18歳以上の経血量は37 mL/回，月経周期を31日とし，含まれる鉄を1日あたりの鉄損失とした．鉄の吸収率は食品や必要状態（生体内の鉄含有量），阻害物質の有無によって異なるため一概に見積もることが困難であるが，日本人のおもな鉄摂取源は植物性（非ヘム鉄）であり，国連食糧農業機関（FAO）/WHOも採用している全体の吸収率として15%を参考に，妊娠女性を除くすべての年齢区分に適用している.

　　男性・月経のない女性

　　推定平均必要量＝基本的鉄損失÷吸収率(0.15)

　　月経のある女性（経血量が80 mL/回未満を対象）

　　推定平均必要量＝[基本的鉄損失＋月経血による鉄損失(0.55 mg/日)]÷吸収率(0.15)

　推奨量は個人間の変動係数を10%と見積もり，推定平均必要量に推奨量算定係数1.2を乗じた値としている.

　1日あたり100 mgを超えた場合に鉄沈着症（たとえば，バンツー鉄沈着症）を発症すると推定されている．100 mg/日を最低健康障害発現量と考え，不確実性因子2（鉄沈着症は胃腸症状よりも重い健康障害につながることを考慮）を適用し，15歳以上の男性の耐容上限量を50 mg/日とし，女性は40 mg/日としている．通常の食生活で過剰摂取が生じる可能性はないが，サプリメント強化食品や貧血治療用鉄製剤の不適切な利用によって過剰摂取が生じる可能性がある.

g.　亜鉛

　アメリカ・カナダの食事摂取基準を参考にして，要因加算法により，推定平均必要量を算定した．推奨量は算定係数1.2を乗じて算出している.

　亜鉛サプリメントを摂取している（50 mg/日を12週間）アメリカ人において，12週間で血清HDLコレステロールの低下，10週間で血清フェリチン，ヘマトクリット，赤血球スーパーオキシドジスムターゼ活性の低下，血清亜鉛増加がみられた．食事からの亜鉛摂取（10 mg/日）と合わせた60 mg/日を最低健康障害発現量と考

え，不確実性因子1.5，性別および年齢階級参照体重を乗じて耐容上限量を算出している．通常の食品で過剰摂取が起こることはなく，サプリメントや強化食品の不適切な利用により過剰摂取が生じる可能性がある．

h. 銅

　銅の平衡維持量と血漿・血清銅濃度を銅の栄養状態の指標として推定平均必要量を設定している．推奨量は推奨量算定係数1.2を乗じた値としている．

　銅サプリメント10 mg/日を12週間継続摂取しても異常を認めないため，これを健康障害非発現量とし，不確実性因子を1.5として男女一律に耐容上限量（7 mg/日）を策定している．

i. マンガン

　吸収率の低さ等により出納試験によって平衡維持量を求めるのは困難であるため，日本人のマンガン摂取量の報告から，摂取量の少なかったものを基準値として用い，総エネルギー摂取量の性差を考慮して全年齢階級共通の目安量を策定している．アメリカではマンガンの健康障害非発現量は11 mg/日と推定され，不確実性因子を1として成人共通の耐容上限量を設定している．サプリメントの不適切な使用に加えて，菜食主義者で過剰摂取が生じる可能性がある．

j. ヨウ素

　適切なヨウ素摂取状態では，甲状腺へのヨウ素蓄積と逸脱量は等しい．したがって甲状腺へのヨウ素蓄積量が必要量とみなすことができる．成人では男女共通で95 μg/日を推定平均必要量とした．推奨量は，個人間の変動係数20%と見積もり，推奨量算定係数1.4を乗じて130 μg/日とした．

　日本人のヨウ素摂取量は，1～3 mg/日と推定される．3 mg/日を健康障害非発現量とみなし，不確実性因子を1とすると耐容上限量は3 mg/日である．また，高頻度に昆布摂取が行われたいくつかの日本人の事例を最低健康障害発現量と考えた耐容上限量は約3 mg/日となる．このことから，成人の耐容上限量は3 mg/日とされた．

k. セレン

　克山病などのセレン欠乏症予防の観点から推定平均必要量と推奨量の設定を行っている．欠乏症予防のための必要量は，WHOによると血漿グルタチオンペルオキシダーゼ活性飽和値の2/3となるときのセレン摂取量で十分である．中国からのデータに基づき24.2 μg/日を参照値とし，性別および年齢階級ごとの推定平均必要量を体重比の0.75乗を用いて外挿した．推奨量は，個人間の変動係数を10%と見積もり，算定係数1.2を乗じた値としている．

　高セレン食品の摂取により，脱毛や爪の形態変化を伴うセレン中毒が認められる．健康障害非発現量は800 μg/日（体重60 kg）であり，不確実性因子を2として，性別および年齢階級参照体重から耐容上限量が設定された．

l. クロム

日本人の献立から日本食品標準成分表2010を用いて得られた日本人のクロム摂取量の現状（約10 μg/日）に基づいて目安量が設定された．成人では3価クロム1,000 μg/日の摂取が最低健康障害発現量と考えられ，不確実性因子を2として耐容上限量を500 μg/日としている．通常の食品で過剰摂取が生じることは考えられないが，サプリメントの不適切な使用が過剰摂取を招く可能性がある．3価クロムによる糖代謝改善効果は薬理作用に過ぎず，クロムを必須の栄養素とする根拠は崩れつつある．現状では，クロムサプリメントの積極的な利用は勧めていない．

m. モリブデン

実験的にモリブデン摂取を行い，平衡状態が維持され欠乏症状が観察されない値（汗などからの損失量も含める）と考えられる25 μg/日を推定平均必要量の参照値としている．アメリカ人被験者4人から得られた値であるため，信頼度には注意する必要がある．したがって推奨量は，個人間の変動係数を15%と見積もり，算定係数1.3を乗じた値としている．

アメリカ人被験者4人（平均体重82 kg）において，約1,500 μg/日の摂取でモリブデン平衡は維持され，有害な影響は認められていない．この値に不確実性因子2を適用し，性別および年齢階級参照体重から耐容上限量が策定された．なお，540 μg/日摂取している日本人女性（菜食主義者12名，平均体重49.2 kg）に健康問題は生じていない．

B. 日本人の摂取状況

令和元年国民健康・栄養調査（20歳以上の中央値）を表13.3に示す．ナトリウム（食塩）の摂取は，男女ともに目標量（日本人の食事摂取基準（2020年版））を大きく上回っている．

表13.3 日本人のミネラル摂取状況
食事摂取基準の値は，18～29歳の値で示した（女性の鉄の推奨量は月経ありの女性の値を用いた）．
［令和元年国民健康・栄養調査］

20歳以上	男性		女性	
	中央値	食事摂取基準2020	中央値	食事摂取基準2020
ナトリウム（食塩相当量）(g/日)	10.5	7.5未満（目標量）	9.0	6.5未満（目標量）
カリウム (mg/日)	2,313	2,500 （目安量）	2,158	2,000 （目安量）
カルシウム (mg/日)	451	800 （推奨量）	447	650 （推奨量）
マグネシウム (mg/日)	257	340 （推奨量）	229	270 （推奨量）
リン (mg/日)	1,039	1,000 （目安量）	907	800 （目安量）
鉄 (mg/日)	7.8	7.5 （推奨量）	7.1	10.5 （推奨量）
亜鉛 (mg/日)	8.6	11 （推奨量）	7.2	8 （推奨量）

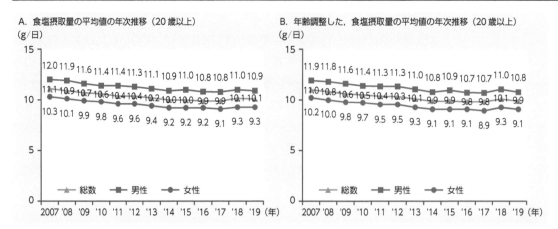

A. 食塩摂取量の平均値の年次推移（20歳以上）
(g/日)

B. 年齢調整した，食塩摂取量の平均値の年次推移（20歳以上）
(g/日)

図13.1　食塩摂取の状況
［平成29年と令和元年国民健康・栄養調査の結果の概要］

　食塩摂取は日本人の食習慣を反映し，摂取を控えることが難しいが，近年の健康志向や普及活動の効果によって年次的には減少傾向がみられる（図13.1）.

　カリウムは男性で目安量を下回り，女性は目安量を上回っているが，いずれも目標量には到達していない.

　カルシウムは男女ともに食事摂取基準の推奨量を大きく下回っている. 年次的にも改善がほとんどみられず，カルシウム不足は，日本人の食事の特徴とも考えられる.

　マグネシウムも男女ともに推奨量を下回っている.

　リン摂取は，男性では目安量付近であり，女性では目安量より少し多い傾向がみられる. 添加物としてのリン摂取量は不明である.

　鉄は，男性では推奨量を超えている. 女性では，月経なしの推奨量（6.5 mg/日）を超えているが，月経ありの推奨量を大きく下回っている.

　亜鉛は，男女ともに推奨量を下回っている.

1) ミネラル（無機質）とは，炭素，水素，酸素，窒素の4元素を除く元素であり，日本人の食事摂取基準（2020年版）では，13種類について摂取基準が定められている.

2) ミネラルは，多量元素と微量元素に分類される.

3) ナトリウムは細胞外液に，カリウムは細胞内に多く含まれており，浸透圧の調節や酸・塩基平衡の調節などにかかわっている.

4) 成人では，カルシウムの吸収率は25〜30%程度であるが，成長期や妊娠・授乳期には吸収率が増加する.

5) ヘム鉄の吸収率は，非ヘム鉄の吸収率よりも高い.

6) 日本人のナトリウム（食塩相当量）の摂取量（20歳以上の中央値）は，男女ともに目標量（日本人の食事摂取基準（2020年版））を上回っている.

7) 日本人のカルシウムの摂取量（20歳以上の中央値）は，男女ともに推奨量（日本人の食事摂取基準（2020年版））を下回っている.

14. 水分・電解質の代謝

14.1 水分代謝

A. 人体の水の分布

　水はヒトの体内の構成成分に占める比率が最も高く，酸素とともに生命を維持するためには欠かすことのできない物質である．その比率は，物質代謝のさかんな胎児・新生児期には80%以上，乳児期には70 ～ 75%，成人では約60%を占める．健常者では年齢の上昇に伴って低下する傾向が見られる．性別では男性に比して女性のほうが低く，やせた人よりも太った人のほうが低い．

　生体内の水の約2/3は細胞内にあり，残りの約1/3は細胞外にある．前者は細胞内液として，後者は血液や組織間液，および細胞間を移動できる液体などの

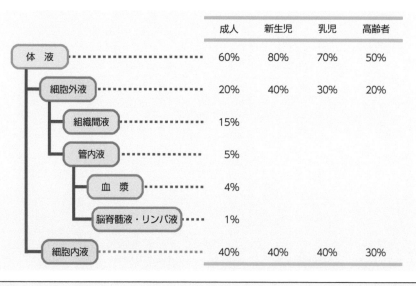

図 14.1　健常者の水の分布

	成人	新生児	乳児	高齢者
体液	60%	80%	70%	50%
細胞外液	20%	40%	30%	20%
組織間液	15%			
管内液	5%			
血漿	4%			
脳脊髄液・リンパ液	1%			
細胞内液	40%	40%	40%	30%

細胞外液として存在している(図14.1).

B. 水の機能

水はさまざまな物質を溶かすことができる. その特徴を生かして, 生体内では各種物質の溶媒として, さらに比熱や気化熱が大きく, 熱伝導率が大きいことで発生熱をすばやく拡散することができるので, 高温環境下の体温調節では重要な役割を演じる. 水の機能(栄養学的意義)は表6.6 (p.43)を参照.

C. 水の出納

体内にとり入れる水と, 失われる水が平衡を保てば, 体内の水分量を一定に保つことができる(表14.1). しかし, 摂取水分量と排泄水分量のバランスが崩れると, 体液量が変動する. たとえば, ひどい嘔吐や下痢・発熱があるときに水を補給しなければ脱水となり, 生命に危険が生じる. 乳児では特に脱水を起こしやすいので注意が必要である.

表14.1 水分出納
(単位：mL/日)

	成人 (70 kg)	幼児 (10 kg)
摂取水分量	2,500	1,000
食物中の水	1,150	200
飲料水	1,000	650
代謝水	350	150
排泄水分量	2,500	1,000
尿	1,500	700
糞便その他	100	50
不感蒸泄	900	250

a. 成人の水分出納

(1)水の摂取(2,200 ～ 2,500 mL/日) 生体への水分の最大の補給ルートは, 飲料水や食品に含まれている水分からの水であるが, 代謝水を忘れてはならない. 代謝水とは, 栄養素が代謝されることにより得られる水のことである. この量は, 代謝される栄養素の種類によって異なる. 糖質が1 g燃焼すると0.56 g, 脂質が1 g燃焼すると1.07 g, タンパク質が1 g燃焼すると0.41 gの水がそれぞれ生じる. 1 gあたりの代謝水量が最も多いのは脂質であるが, 日常の食事に占める割合では糖質が最も多いので, 実際に生産される代謝水量源は糖質である.

成人の不可避水分摂取量は, 不可避尿と若干の糞便水分を合計した500 mLと, 不感 蒸 泄(不感蒸散)量の900 mLを合わせた1,400 mL (20 mL/kg)である.

(2)水の排泄(2,200 ～ 2,500 mL/日) 最大の排泄ルートは尿排泄と不感蒸泄である. 体内の水分量を一定に保つために, 尿への排泄量は摂取した水分量によって大きく変動するが, 平均で1日あたり約1,000 ～ 1,500 mLの尿が排泄される.

尿への排泄量は水分摂取量を少なくすると減少するが，体内で産生される代謝産物を尿として溶解するためには最低1日400〜500 mLの尿の排泄は不可避であり，このような最低限の尿の排泄を不可避尿という．

不感蒸泄は，通常の環境下で皮膚表面や呼気から失われる水分で，汗は含まれない．1日あたり800〜1,000 mL程度の水分が，皮膚や肺から失われる．

b. 幼児の水分出納

幼児の水分出納を表14.1に示した．幼児の最小必要水分量は，1日約250 mLの不感蒸泄と150 mLの不可避尿を合わせた1日約400 mL（40 mL/kg）であり，体重あたりでは成人の約2倍の水を必要とする．また，一度にたくさん飲水することができないので，水分排泄量が増加した場合には，脱水症になりやすい．

D. 水の欠乏と過剰

a. 水の欠乏

(1) 脱水症　　一般には生体内で水分が欠乏した状態を脱水と考えるが，厳密には体液が不足した状態を脱水という．体液には水分はもちろんのこと，各種電解質も溶け込んでいる．したがって，脱水症には，その主因により水欠乏性脱水症（高張性脱水症）と塩欠乏性脱水症（低張性脱水症）の2種類が存在する．

前者は，何らかの理由で水分の摂取が制限されるか，大量の水分が喪失したときに生じる．このとき，細胞外液は濃縮され細胞内液に対して高張液になるため，水は細胞内から細胞外へと移行する．その結果，脱水症が生じることになる．症状としては，激しい口渇，吐き気，嘔吐，運動失調，濃縮尿などが見られる．

後者は，電解質を含まない溶液を大量に与えたときや，電解質と水分の両方が喪失したにもかかわらず水分のみ補給したときに生じる．このとき，細胞外液のナトリウムが欠乏し低張状態になるため，高張な細胞内へ水が入っていく．その結果，通常の状態よりも細胞内が低張になり細胞内浮腫の状態になる．腎臓では尿細管からの水の再吸収が抑制され，尿への水の排泄が増加する．症状としては，口渇はなく，倦怠感，立ちくらみが強く，乏尿は著しくない．嘔吐，けいれん，低血圧，血清ナトリウム低下などが見られる．

(2) 嘔吐と下痢　　正常の場合には消化管からの水の喪失は少ないが，時には非常に多くの水を失う場合がある．それが，嘔吐や下痢である．嘔吐では，体内の胃の分泌液を失うことで，電解質および酸・塩基の異常を起こす．下痢では1時間あたり1Lもの液体の喪失が生じ，その結果，かなりの量のカリウムと炭酸水素イオンの消耗が起こる．

b. 水の過剰

(1) 浮腫　　生体内で水分が過剰になった場合には，より影響の少ない部分の水分量を増加させることで代償しようとするため，組織間液量が増える．このよう

に組織間液が過剰になった状態を浮腫と呼ぶ.

　内科領域における頻度の高い浮腫では,程度の差はあっても全身的に生じるものが多く,体液量が約3L過剰になって初めて臨床症状としてとらえられる.浮腫がかなり高度となっても,血漿の電解質組成は著しい変動を示さないのは,浮腫液の主成分は水と塩化ナトリウムであり,正常な組織間液と極めて類似しているからである.また,増加するのが細胞外液であり,細胞内液が増加して細胞の代謝を乱したり,血漿量が増加しないような代償が行われているからである.

　浮腫性疾患として最も多い心疾患では,浮腫は体の下部に発生する.腎疾患では,顔面,特に上まぶたに発生する.肝疾患では腹水というかたちで認められることが多い.

　浮腫が発生する際には,摂取するナトリウムと水に比べ,排泄されるナトリウムと水が少なく,正のバランスとなっている.

14.2 | 電解質の代謝

A. 電解質の分布と組成

　体液(細胞外液と細胞内液)は,電解質(ナトリウムイオン,カリウムイオンなど)や非電解質(グルコース,尿素,クレアチニンなど)が溶け込んだ溶液である(図14.2).

　海水および体液の電解質濃度を図14.2に示した.細胞外液(組織間液や血漿)の陽イオンはNa^+が主要成分で,ほかにK^+,Ca^{2+},Mg^{2+}が含まれる.陰イオンはCl^-が主要成分で,ほかにHCO_3^-,HPO_4^{2-},SO_4^{2-},有機酸,タンパク質などが含まれる.有機酸とタンパク質を除けば,この組成は海水と非常によく似ている.違いは総イオン濃度で,海水のほうが約3.5倍高い.

　組織間液と血漿の違いはタンパク質の含有量で,血漿のほうがタンパク質を多く含んでいる.これは,毛細血管壁が分子量の大きいタンパク質をほとんど通さないためである.

　細胞内液の陽イオンはK^+が主要成分で,ほかにMg^{2+},Na^+が含まれている.陰イオンはHPO_4^{2-}などの有機酸が主要成分で,ほかにHCO_3^-やタンパク質が含まれる.

B. 電解質の機能

　電解質の生体内での役割は,生命の維持に欠かすことのできない,(1)体液量の調節,(2)体液の浸透圧の維持,(3)酸塩基平衡の維持,(4)神経・筋の機能発現などがある.

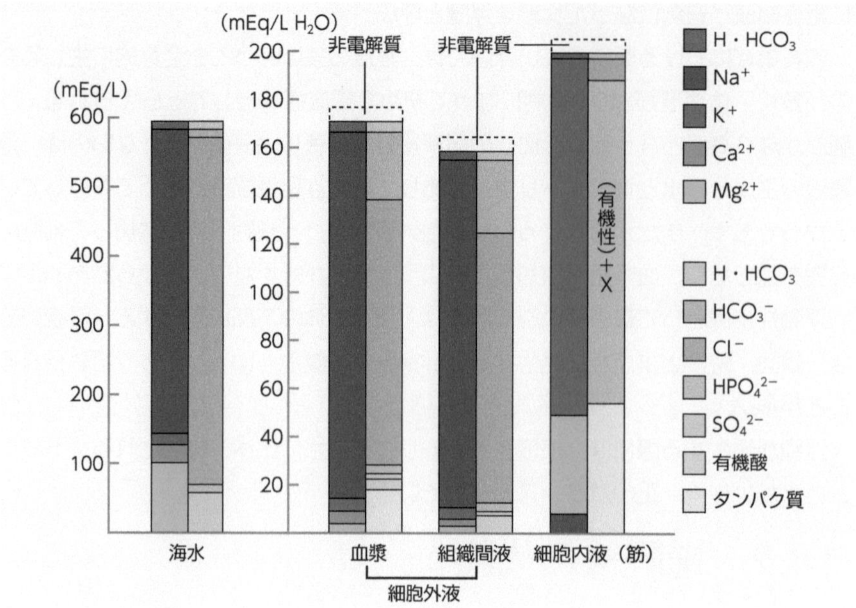

図 14.2　海水および体液の電解質濃度

図凡例:
- H・HCO₃
- Na⁺
- K⁺
- Ca²⁺
- Mg²⁺
- H・HCO₃
- HCO₃⁻
- Cl⁻
- HPO₄²⁻
- SO₄²⁻
- 有機酸
- タンパク質

（縦軸）(mEq/L)、(mEq/L H₂O)、非電解質、(有機性)＋X

（横軸）海水、血漿、組織間液、細胞内液（筋）、細胞外液

(1)体液量の調節　水の欠乏と過剰(p.142)を参照.

(2)体液の浸透圧の維持　血液の浸透圧の変化は，間脳の視床下部にある浸透圧受容細胞によって感知される．浸透圧が高い場合には，脳下垂体からADH（バソプレシン）を分泌させ，腎臓の集合管から水の再吸収を促進して体液の浸透圧を低下させる．また，浸透圧受容細胞から視索上核にある口渇中枢を刺激して飲水行動を誘発させる.

ADH：antidiuretic hormon, 抗利尿ホルモン

(3)酸塩基平衡の維持　血液および組織液の水素イオン濃度（pH）を一定に保つことは，細胞内での種々の反応を正常に行うために極めて重要である.

(4)神経・筋の機能発現　カリウムは細胞内に最も多い陽イオンで，神経系や心臓において活動電位や興奮伝達に，カルシウムは神経や筋接合部において重要であり，マグネシウムは筋の収縮に関与している.

C.　酸塩基平衡の調節

血液および組織液ではpHを7.40±0.05の範囲で一定に保つように調節されている(酸塩基平衡).酸塩基平衡では，Na⁺，K⁺，Ca²⁺のような陽イオンを塩基，Cl⁻，HCO₃⁻，HPO₄²⁻のような陰イオンを酸という．酸塩基平衡の調節機構には，①血漿の緩衝作用，②肺による呼吸性調節，③腎臓による調節の3つがある.

血液のpHは，次のヘンダーソン–ハッセルバルヒの式によって決まる.

$$pH = pK + \log \frac{[HCO_3^-]}{[H_2CO_3]}$$ 　（pKは定数で，pK＝6.1）

a. 血漿の緩衝作用

肺による呼吸性調節や腎臓による調節によって水素イオン(H^+)が排泄されるまでの間，一時的に体液のpHを一定に維持する調節系として中心的なはたらきをしているものが血漿の緩衝作用である．血液中の二酸化炭素（CO_2）は赤血球内の炭酸脱水素酵素のはたらきによって炭酸水素（重炭酸）イオン（HCO_3^-）に変換され，H^+を緩衝する．すなわち，血漿に酸が加わると反応式（1）は右に進み，その結果生じたCO_2は呼吸によって肺から排泄される．呼吸も含めてCO_2は全緩衝系の65%を占める．

$$HCO_3^- + H^+ \rightleftarrows H_2CO_3 \rightleftarrows H_2O + CO_2 \quad \cdots\cdots (1)$$

また，ヘモグロビン（Hb）の構成アミノ酸の1つであるヒスチジンのイミダゾール基も有効な塩基としてはたらき，HCO_3^-と同様にH^+を緩衝する．この反応は全緩衝系の30%を占める．そのほか，タンパク質，リン酸イオンも緩衝作用を行うが，全緩衝系に占める貢献度は小さい．

b. 肺による呼吸性調節

組織で産生されたCO_2は，反応式（1）にしたがい赤血球内でH^+とHCO_3^-とになる．肺で再びCO_2とH_2Oとなり，CO_2は肺胞から外へ出される．その結果H^+が処理されて血漿pHは上昇する．呼吸機能に応じて血漿中の炭酸は変動する．

c. 腎臓による調節

尿細管においてNa^+とK^+との交換，Na^+とNH_4^+との交換，Na^+とH^+，K^+との交換などが行われ，酸の負荷時にこれが排泄され，$NaHCO_3$が吸収されて酸塩基平衡が調節される．

D. 酸塩基平衡の異常

アシドーシスとは，血液のpHが7.35以下の状態，アルカローシスとは，pHが7.45以上の状態をいう．pHが7.80を超えるアルカローシスや，6.80を下回るアシドーシスは死の危険がある．腎臓の異常，糖尿病，消化器疾患などの代謝性の障害が原因の場合を代謝性アシドーシスまたは代謝性アルカローシスといい，呼吸異常が原因の場合を呼吸性アシドーシスまたは呼吸性アルカローシスという．

a. 代謝性アシドーシス

腎疾患では，Na^+が低下あるいはCl^-が増加するために，血中の［HCO_3^-］量に変化が生じ，アシドーシスが起こる．腎不全では，リン酸や硫酸イオンなどの酸性イオンが血中に増加し，［HCO_3^-］が減少するために起こる．糖尿病では，大量に産生されたケトン体が血中に増加するために起こる．

b. 代謝性アルカローシス

激しい嘔吐により，血中のCl^-が大量に失われ，血漿のCl^-が減少する．その

Cl^-減少分を$[HCO_3^-]$で補うためにアルカローシスが起こる.

c. 呼吸性アシドーシス

換気不全によって，CO_2とH_2CO_3が体内に蓄積するためにアシドーシスが起こる.急性呼吸性アシドーシスは急性の呼吸器疾患や麻薬中毒などで，慢性呼吸性アシドーシスは慢性呼吸器疾患や極度の肥満などで起こる.

d. 呼吸性アルカローシス

呼吸が促進し過換気のためにCO_2が過度に消失し，H_2CO_3が欠乏するためにアルカローシスが起こる.

---

1) 水は物質を溶かす力が強く，生体溶媒としてはたらく.
2) 代謝水（350 mL/日）は，栄養素が代謝されることにより得られる水である.
3) 不感蒸泄（900 mL/日）は，通常の環境下で皮膚表面や呼気から失われる水分である.
4) 成人の不可避水分摂取量は 1,400 mL/日である.
5) 成人の不可避尿量は，400 ～ 500 mL/日である.
6) 水分出納異常によって，脱水や浮腫となる.
7) 体液には，さまざまな電解質が溶け込んでいる.
8) 細胞外液の主要陽イオンはNa^+，細胞内液の主要陽イオンはK^+である.
9) 電解質は，体液量の調節，細胞内外の浸透圧の平衡維持，酸塩基平衡維持などの機能を有している.
10) 酸塩基平衡の異常には，アシドーシスとアルカローシスがある.

---

14. 水分・電解質の代謝

15. 食物繊維と難消化性糖類

15.1 食物繊維

A. 食物繊維とは

食物繊維の定義や測定方法は国際的には統一されていない．日本では，「日本食品標準成分表」で用いられている"ヒトの消化酵素で消化されない食品中の難消化性成分の総体"という定義が一般的に使われている．日本で用いられる定義に従えば，食物繊維はセルロース，ヘミセルロース，ペクチンなどの植物性食品に含まれる成分や，キチン，キトサンなどの動物性食品に含まれる成分，およびレジスタントスターチや難消化性デキストリン，難消化性オリゴ糖，リグニンなど，消化酵素で消化されない食品中の成分をすべて含む．

食物繊維は食品中の消化されない成分であることから，過去には栄養学的に不要な成分として扱われていた．食物繊維が注目されたのは，1971年にバーキットが「食物繊維仮説」を発表し食物繊維が人の健康に重要な役割を果たしていることを提唱した頃からである．それ以来，多くの研究者により食物繊維の物理化学的性質や生理機能が明らかにされてきた．さらに疫学的研究からも生活習慣病の予防因子としての重要性が認められてきた．

しかし，日本においては，食生活の変化に伴い食物繊維の摂取量は1960年代の急減以降も減少傾向が続いていた．そのため，日本では1995年から使用された「第五次改定 日本人の栄養所要量」で初めて食物繊維が加わり，目標摂取量が策定された．

B. 食物繊維の種類

食物繊維の種類は多岐にわたるが，大別すると水に溶ける水溶性食物繊維と水

溶解性	名称	所在	含有するおもな食材・食品
水溶性	ペクチン質 β-グルカン グアーガム(ガラクトマンナン) コンニャクマンナン(グルコマンナン) アルギン酸 寒天(アガロース) カラギーナン カルボキシメチルセルロース ポリデキストロース 難消化性デキストリン	植物の非構造成分 穀類ガム質 植物ガム質 粘質物 海藻粘質多糖類 海藻粘質多糖類 海藻粘質多糖類 化学修飾多糖類 化学修飾多糖類 加工多糖類	果実,野菜 大麦,オーツ麦 グアー種子 コンニャク 褐藻類(コンブ,ワカメ,ヒジキ) 紅藻類(テングサ属,オゴノリ属) 紅藻類(ツノマタ属,スギノリ属) 増粘剤 飲料や加工食品 飲料や加工食品
不溶性	セルロース ヘミセルロース(非セルロース多糖類) ペクチン質 キチン イヌリン リグニン	植物細胞壁成分 植物細胞壁成分 植物細胞壁成分 甲殻類外皮成分,菌類細胞壁 植物の非構造成分 芳香族炭水化物	植物性食品一般 植物性食品一般 未熟果実,野菜 エビやカニなどの甲殻,きのこ類 キクイモ,ニンジン 植物性食品一般

表15.1 食物繊維の分類とおもな成分

に溶けない不溶性食物繊維に分けられる(表15.1).日本食品標準成分表2020年版(八訂)には食物繊維総量が,水溶性食物繊維と不溶性食物繊維については炭水化物成分表編に含量が記載されている.水溶性食物繊維はおもに穀類や植物のガム質や粘質物や海藻類などに含まれ,不溶性食物繊維はおもに植物の細胞壁成分などに含まれる.ペクチン質は,未熟な果実では不溶性を示す構造をもつが,成熟すると部分的に分解されて水溶性となる.水溶性食物繊維には,大麦やオーツ麦に含まれるβ-グルカン,コンニャクの成分であるコンニャクマンナン,海藻類に含まれるアルギン酸や寒天などがある.これらの天然由来の食物繊維は,水溶性ではあるが非常に高い粘性を示すという特徴をもっている.一方,ポリデキストロースや難消化性デキストリン,酵素処理により低分子化されたグアーガムやアルギン酸ナトリウムなどは,水に溶けやすく非常に粘性の低い特性をもっている.セルロースは,天然にもっとも多く存在する不溶性食物繊維である.ヘミセルロースは,セルロースとペクチン質を除いた植物の細胞壁成分である.リグニンは多糖類ではないが,細胞壁を構成する芳香族高分子化合物であり,食物繊維の定量で不溶性食物繊維の一部として測定される.

C. 食物繊維の定量法

食品中の食物繊維の定量法には,酸性洗剤法や中性洗剤法などの非酵素重量法と酵素を用いる酵素重量法などがある.現在,日本食品標準成分表に掲載された食品中の食物繊維総量は,酵素重量法の一つであるプロスキー変法が用いられている.プロスキー変法では,低分子の水溶性食物繊維の定量が難しいことから,酵素重量法に高速液体クロマトグラフ(HPLC)法を組合せた複合法や,日本食品標準成分表の追補2018年から採用されたAOAC2011.25法などが開発されている.

HPLC:high performance liquid chromatography
AOAC:Association of Official Analytical Chemists

D. 食物繊維を多く含む食品

表15.2 1回目安量あたりの食物繊維を多く含む食品

[資料：日本食品標準成分表2020年版（八訂）]

1回目安量（1サービング）あたりの食物繊維を多く含む食品を表15.2に示した．日本人の主要な食物繊維供給源は，穀類，豆類および野菜類などである．しかし，近年穀類の摂取量は低下しているため，少量で食物繊維を多く摂取することができるきのこ類や藻類は，食物繊維の供給源として重要である．

食品分類	食品名	食物繊維総量 (g/100 g)	1回の目安量 (g)	食物繊維総量(g)/目安量	食品分類	食品名	食物繊維総量 (g/100 g)	1回の目安量 (g)	食物繊維総量(g)/目安量
穀類	中華めん（生）	5.4	160	8.6	野菜類	グリンピース（冷凍）	9.3	50	4.7
	干しソバ（乾）	3.7	100	3.7		モロヘイヤ（生）	5.9	70	4.1
	ライ麦パン	5.6	60	3.4		西洋カボチャ（ゆで）	4.1	80	3.3
	そうめん（乾）	2.5	130	3.3		スイートコーン（ゆで）	3.1	105	3.3
	赤飯	1.6	180	2.9		切干しダイコン（乾）	21.3	15	3.2
いもおよびデンプン類	サツマイモ（焼き）	3.5	100	3.5	果実類	プルーン（乾）	7.1	40	2.8
	フライドポテト	3.1	100	3.1		アボガド（生）	5.6	50	2.8
	ジャガイモ（水煮）	3.1	100	3.1		キウイフルーツ（生）	2.6	80	2.1
	ヤマトイモ（生）	2.5	60	1.5		ハッサク（生）	1.5	100	1.5
	しらたき	2.9	50	1.5		リンゴ（生）	1.4	100	1.4
豆類	インゲン豆（ゆで）	13.6	50	6.8	きのこ類	エリンギ（生）	3.4	50	1.7
	ヒヨコ豆（ゆで）	11.6	50	5.8		キクラゲ（乾）	79.5	2	1.6
	アズキ（乾）	24.8	20	5.0		乾シイタケ（乾）	46.7	3	1.4
	黄大豆（乾）	21.5	20	4.3		エノキダケ（生）	3.9	30	1.2
	糸引き納豆	6.7	50	3.4		ブナシメジ（生）	3.0	30	0.9
種実類	日本グリ（ゆで）	6.6	50	3.3	藻類	ヒジキ（乾）	51.8	5	2.6
	落花生（いり）	7.2	30	2.2		寒天（ゼリー状）	1.5	80	1.2
	バターピーナッツ	9.5	20	1.9		カットワカメ	39.2	3	1.2
	ピスタチオ（いり）	9.2	20	1.8		マコンブ（素干し）	32.1	3	1.0
	クルミ（いり）	7.5	20	1.5		つくだ煮（コンブ）	6.8	10	0.7

E. 食物繊維の生理機能

食物繊維の消化管内でのはたらきと，おもな生理作用について図15.1に示した．食物繊維の生理作用は，食物繊維がもつ物理化学的な性質（保水性，嵩，粘性，吸着性，発酵性など）が消化管内で作用することによって生じる．保水性の高い食物繊維は水を含むと消化管内容物の嵩や水分含量を増加させる．この嵩効果や水分保持能は，蠕動運動を活発にし，排便状態を改善する．

粘性のある水溶性食物繊維は，胃内容物の滞留時間の延長や，小腸での栄養素の拡散を阻害することにより，糖やコレステロールの吸収を抑制し，血糖値や血清コレステロールの上昇を抑制する．食物繊維には，分子内にマイナスあるいはプラスの荷電を保つ成分があり，各種金属イオンや胆汁酸を吸着する性質を有するものもある．また，腸の組織や機能の維持，消化管免疫機能の刺激，発がん物質抑制などの作用も報告されている．

食物繊維は，大腸では腸内細菌により分解され，短鎖脂肪酸（酢酸，プロピオン酸，

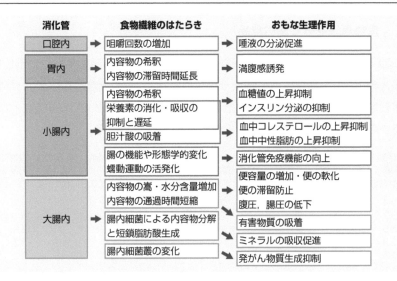

図 15.1　食物繊維の消化管内でのはたらきとおもな生理作用

酪酸)を生成する．腸内細菌による分解は，ペクチンなど分解されやすいものから，セルロースのようにほとんど分解されないものなど素材によって異なる．短鎖脂肪酸は大腸環境を改善し，カルシウムや亜鉛などのミネラルの吸収を促進させる．短鎖脂肪酸は吸収されてエネルギー源にもなる．

　食物繊維と生活習慣病については，数多くの疫学研究により，心筋梗塞，脳卒中，循環器疾患，糖尿病，乳がんや胃がんなどで負の関連性が示唆されており，食物繊維の摂取量を増やすことは生活習慣病のリスクを低減させると考えられる．

F.　食物繊維の食事摂取基準

　日本人の食事摂取基準(2020年版)では，食物繊維の摂取不足が生活習慣病の発症に関連するとの報告が多いことから，生活習慣病の発症や重症化予防のための目標量が定められている．2015年版と同様に24 g/日以上できれば14 g/1,000 kcal以上の摂取が理想的であるとしているが，参考にされた平成28年国民健康・栄養調査の日本人の食物繊維摂取量の中央値ではすべての年齢階級でこの数値よりかなり低いため，今後5年間の目標量が算出されている．

　実際には，下記の式のように18歳以上の日本人成人の食物繊維摂取量の中央値13.7 g/日と24 g/日との中間値18.9 g/日を目標量算出の参照値とし，成人の参照体重の平均値58.3 kgと性別および年齢階級ごとの参照体重を用いて，その体重比に0.75乗して体表面積を推定する方法により外挿して性別および年齢階級ごとの目標値が算出されている．

　　18.9 (g/日)×[性別および年齢階級ごとの参照体重(kg)÷58.3 (kg)]$^{0.75}$

　2020年版では，3歳以上から性別，年齢階級ごとの目標量が算定されている．

また，食事摂取基準は，通常の食品に由来する食物繊維についての目標量であり，サプリメントなどによる食物繊維は考慮されていないので注意が必要である．なお，18歳から64歳までの各年齢階級の目標量は，男性21 g/日以上，女性18 g/日以上となっている．

15.2 | 難消化性糖類

A. 難消化性デンプン（レジスタントスターチ）

従来，摂取したデンプンは小腸で完全に消化されるものと考えられてきたが，一部は消化されずに大腸に達することが明らかになり，レジスタントスターチ(RS)と名付けられ，「健常者の小腸管腔内において消化吸収されることのないデンプンおよびデンプンの部分水解物の総称」と定義されている．RSは5タイプ（RS1〜RS5）に分類されている．RS1は粗砕穀物や全粒粉，豆類，種子中のデンプンのように細胞壁や食品のマトリックス構造中に物理的に包み込まれて物理的に消化酵素が作用しにくいもの．RS2は未糊化のジャガイモ，未完熟バナナデンプンやアミロース含量の高いハイアミロースコーンスターチなど，RS3 はマッシュポテトや冷ごはんなどに含まれる調理後に再結晶化した老化デンプン，RS4は化学試薬を用いてデンプンの分子間に架橋を施したり，置換基を導入したデンプンで，加工デンプンと呼ばれるもの，RS5は加工中に形成されるか，人工的に作成されるアミロースと脂質の複合体である．大腸に達したRSは，食物繊維と同様に腸内細菌によりRSの種類により分解される程度に差はあるが，分解されて短鎖脂肪酸(酢酸，プロピオン酸，酪酸)を生成する．

B. 難消化性オリゴ糖および糖アルコール

オリゴ糖はブドウ糖などの単糖が数個つながったものの総称である．一般的にはおおよそ3糖〜9糖のものをオリゴ糖という．オリゴ糖のうち小腸で消化・吸収されずに大腸に達するものを難消化性オリゴ糖という．植物・動物に含まれるオリゴ糖やスクロース，ラクトース，デンプンなどを原料として工業的に作られたオリゴ糖がある．糖アルコールは，単糖類のカルボニル基を還元して得られる小腸で吸収されにくい糖の一種である．難消化性オリゴ糖や糖アルコールは，低エネルギーで抗う蝕作用やビフィズス菌や乳酸菌の増殖作用による腸内細菌叢の改善作用を有しており，テーブルシュガーやチューンガム，キャンディー，チョコレートなどの菓子類，飲料などの食品に広く利用されている．糖アルコールを過剰に摂取すると鼓腸(腹腔内のガス)や下痢の原因となる．

由来	名称	構成糖	甘味度	その他
植物	大豆オリゴ糖*	混合物（ラフィノース，スタキオース，スクロース，単糖）	70〜75	機能成分は難消化性
	キシロオリゴ糖*	キシロースがβ-1, 4結合	25〜40	
	キシリトール*	五炭糖・単糖アルコール	100	
	セロビオース*，セロオリゴ糖*	グルコースがβ-1, 4結合	30	
	ラフィノース*	ガラクトース，グルコース，フルクトースからなる三糖類	21	
	マンニトール*	六単糖・単糖アルコール	60〜70	
スクロース	フラクトオリゴ糖*	混合物（1-ケストース，ニストース，フルクトフラノシルニストース，ショ糖，単糖）	30〜60	別名ネオシュガー
	ガラクトシルスクロース*	ガラクトース，グルコース，フルクトースからなる三糖類	55〜79	わずかに消化される．別名ラクトスクロース，乳菓オリゴ糖
	パラチノース，パラチノースオリゴ糖	グルコースとフルクトースがα-1, 6結合	30〜42	
	パラチニット*	等量混合物（イソマルチトール，グルコピラノシル−マンニトール），糖アルコール	45	別名イソマルト
	トレハルロース	グルコースとフルクトースがα-1, 1結合	50	
	カップリングシュガー	混合物（グルコシルスクロース，マルトシルスクロース，単糖）	50〜60	
ラクトース	4′ ガラクトオリゴ糖*	ガラクトース−ガラクトース−グルコースの構成糖が1〜3個	25	
	6′ ガラクトオリゴ糖*	ガラクトース−ガラクトース−グルコースの構成糖が1〜5個	20〜40	
	ラクチュロース*	ガラクトースとフルクトースの二糖類	40〜50	
	ラクチトール*	ガラクトースとソルビトールの二糖アルコール	30〜40	
デンプン	イソマルトオリゴ糖	混合物（イソマルトトリオース，パノース，イソマルトース，マルトース，グルコース）	40〜50	
	マルトオリゴ糖	グルコースを構成糖とする	20〜25	
	ゲンチオリゴ糖	混合物（グルコテトラオース，グリコトリオース，グルコビオース，グルコース）	苦味	部分的に消化される
	ニゲロオリゴ糖	混合物（ニゲロシルマルトース，ニゲロシルグルコース，ニゲロース，グルコース）	45	
	トレハロース	グルコースを構成糖とする二糖類	45	
	テアンデロース*	グルコース−グルコース−フルクトースからなる三糖類	50	

（つづく）

表 15.3　オリゴ糖・糖アルコールの種類と甘味度および代謝の特徴
＊難消化性の成分

由来	名称	構成糖	甘味度	その他
デンプン	サイクロデキストリン*	環状オリゴ糖（グルコース6個以上がα-1,4結合）	25	αおよびβ-サイクロデキストリンは難消化性，γ-サイクロデキストリンは消化性
	マルチトール*	グルコースとソルビトールの二糖アルコール	70～80	非常にわずかに消化される
	エリスリトール	四炭糖・単糖アルコール	80	易消化性・非代謝性
	ソルビトール*	六炭糖・単糖アルコール	60～70	
	ライカシン*	デンプン分解物の水素添加物	50～60	
動物	キチンオリゴ糖*	N-アセチルグルコサミンを構成糖とする	30	
	キトサンオリゴ糖*	グルコサミンを構成糖とする	苦味	

表15.3 （つづき）
［資料：食物繊維基礎と応用（日本食物線維学会監修），p.75, 第一出版（2008）］

15.3 栄養表示基準による食物繊維と難消化性オリゴ糖のエネルギー換算

　食物繊維や難消化性オリゴ糖は，先に述べたように小腸の消化酵素では分解されないが，大腸において腸内細菌により一部またはほとんどが分解され，短鎖脂肪酸を生成する．短鎖脂肪酸は大腸より吸収され，大腸上皮細胞や血液を介して肝臓や筋肉など全身のエネルギー源として利用される．日本の栄養表示基準では，短鎖脂肪酸のエネルギー換算係数を2 kcal/gとし，一部小腸で消化吸収される部分と腸内細菌による分解の程度によって，食物繊維と難消化性オリゴ糖のエネルギーを算出している．

　エネルギー換算係数の設定に関する考え方では，大腸に到達して完全に発酵分解されるものは2 kcal/g，発酵分解を受けない食物繊維は原則として0 kcal/gとし，発酵分解率が明らかな食物繊維については25％未満は0 kcal，25％以上から75％未満のもの1 kcal/g，75％以上のもの2 kcal/gとしている（表15.4）．難消化性オリゴ糖の栄養表示基準についても一部エネルギー換算係数が公表されているが，エリスリトールは小腸から吸収されて代謝をほとんど受けずに尿中に

表15.4 食物繊維素材のエネルギー換算係数
WSSF：water-soluble soybean dietary fiber
［「栄養表示基準における栄養成分等の分析方法等について」の一部改正について，厚生労働省（2003）］

食物繊維素材名	エネルギー換算係数（kcal/g）
寒天，キサンタンガム，サイリウム種皮，ジェランガム，セルロース，低分子化アルギン酸ナトリウム，ポリデキストロース	0
アラビアガム，難消化性デキストリン，ビートファイバー	1
グアーガム（グアーフラワー，グアルガム）グアーガム酵素分解物小麦胚芽，湿熱処理デンプン（難消化性デンプン），水溶性大豆食物繊維（WSSF），タマリンドシードガム，プルラン	2

排泄され，スクラロースはほとんど消化吸収されずに糞便中に排泄されるため，どちらも0 kcal/gとなっている．その他の難消化性オリゴ糖はおおむね2 kcal/gであり，ソルビトール，テアンデオリゴ，マルトテトライトール，キシリトールは3 kcal/gである．

1）食物繊維とは，ヒトの消化酵素で消化されない食品中の難消化性成分である．

2）食物繊維は，血糖値やコレステロール値の上昇を抑制し，排便状態を改善する作用がある．

3）食物繊維や難消化性糖類は，大腸内で腸内細菌により細菌学的消化（発酵）を受ける．

4）レジスタントスターチは，食物繊維としての特性をもつ．

5）食物繊維のエネルギー換算値は，一定ではない．

16. アルコールと栄養

　ヒトが摂取するアルコールはエチルアルコール，つまりエタノールである．エタノールは常温で液体の無色の物質である．水に溶解しやすいだけでなく，油脂類にも溶けやすい．エタノールは糖類やデンプンの発酵で生成される．エタノールのエネルギー量は 1 g あたり 7.1 kcal（29.7 kJ）であり，単位重量あたりでは炭水化物やタンパク質よりも大きい．つまり，飲酒によるアルコール摂取は体内に大量のエネルギーを取り込むことになる．また，アルコールには麻酔作用もあり，飲酒時のいわゆる“酔う”という状態になる．そのため，アルコールの体内における代謝や生体におよぼす影響を正しく理解することは大切である．

　本章ではアルコールについて，ヒトが摂取したときの消化・吸収，代謝，さらに栄養素や疾病などのかかわりについて述べる．

16.1 アルコールの吸収と代謝

A. アルコールの吸収

　アルコールは他の食品と異なり，消化を受けることなく，そのまま吸収される．摂取したアルコールは約 20 ～ 30％が胃で，残りの約 70 ～ 80％が小腸で吸収される．また，アルコールは水と油の中間の性質をもっているため，水にも油脂類にも容易に溶け，胃や小腸だけではなく口腔や食道などを含めた他の消化管でもごく少量ずつ吸収される．アルコールは単純拡散により吸収される．体内に容易に吸収されていくが，徐々に吸収速度は鈍くなる．

　吸収されたアルコールは水には極めてよく溶けるため，血管内に取り込まれると血流に乗って速やかに全身へ運ばれていく．また，細胞膜を容易に通過するため組織にも短時間のうちに浸透する．特に血管が密である脳や腎臓には容易に行きわたる．

B. アルコールの代謝

　吸収されたアルコール（エタノール）のうち，約10%が尿，汗，呼気としてそのままの形で体外に排出されるが，残りのほとんどは肝臓で代謝される．吸収後，門脈を通って肝臓に運ばれたエタノールは，3つの経路により代謝される（図16.1）．このうち主要な代謝経路は細胞質にあるアルコール脱水素酵素による反応系である．

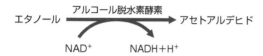

　エタノールのその他の代謝はミクロソーム・エタノール酸化系による経路とカタラーゼを介した経路である．吸収されたエタノールはアルコール脱水素酵素の経路で全量の約80%が代謝され，その他の2つの経路で残りが代謝される．これら3つの経路ではいずれも酸化反応によりエタノールがアセトアルデヒドに代謝される．

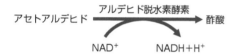

図 16.1　アルコールの吸収と代謝

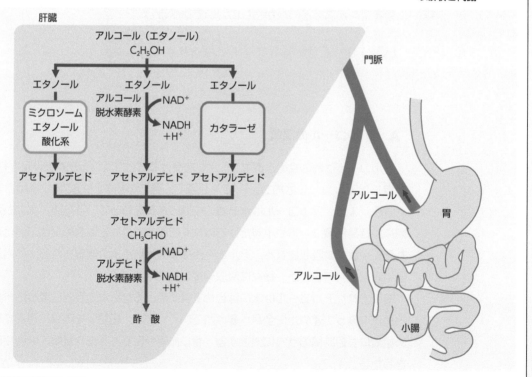

　　　　　　　　　　　　　　　　　　　　16.　アルコールと栄養

アセトアルデヒドは毒性があるため，速やかにミトコンドリア内でアルデヒド脱水素酵素により酸化されて酢酸に代謝される．生成したほとんどの酢酸は肝臓で利用されることなく血液により肝臓から末梢組織に運ばれエネルギー源として利用され，最終的に二酸化炭素と水に代謝される．なお，アルコール脱水素酵素とアルデヒド脱水素酵素によるエタノールから酢酸までの代謝過程においては，$NADH + H^+$が大量に生じる．

C. アルコール摂取による生体への影響

肝臓におけるアルコールを代謝する能力は健常なヒトの場合，1時間に5〜8g程度である．このアルコール代謝能力を表16.1にあるアルコール飲料に含まれているアルコール量と比較した場合，飲酒により体内に吸収されたすべてのアルコールを代謝するには半日から一日を要することがわかる．つまり飲酒によりアルコールを摂取すると長時間にわたり肝臓がアルコール代謝を行うため，肝臓への負担が大きくなる．

お酒に対して"強い体質"や"弱い体質"というのは摂取したアルコールを分解するアルコール脱水素酵素とアルデヒド脱水素酵素の活性が関係している．この2つの酵素活性がいずれも高い場合はお酒に強い体質，いずれも弱い場合はお酒に弱い体質となる．特にアルデヒド脱水素酵素の活性が弱いとアルコールから生成したアセトアルデヒドが体内に蓄積しやすい．アセトアルデヒドは皮膚血管を拡張させる作用があり，酒に酔ったときに顔が赤くなる要因となる．このほかにも飲酒をしたときの頭痛，吐き気・嘔吐，眠気などの症状はアセトアルデヒドによるものである．

日本人をはじめとするアジア系の人々には他の民族に比べてアルデヒド脱水素酵素活性が低い人が多く，酒に対して弱い体質といえる．

表 16.1　アルコール飲料とアルコール含有量

種類	代表的な飲酒量	アルコール含有量(g/100 g)
ビール	350 mL(中ジョッキ 1 杯)	3.7
清酒	180 mL(1 合)	12.3
焼酎	180 mL(1 合)	29.0
ワイン	100 mL(グラス 1 杯)	9.1
ウイスキー	30 mL(シングル 1 杯)	33.4

16.2 アルコール摂取による栄養素摂取への影響

飲酒するとき，高脂肪な料理や塩辛い料理などの食事を一緒に摂ることが多い.

そのため，脂肪や食塩は一時的に摂取量が高まる．しかし，飲酒により食事摂取量は相対的に抑制されることが多いため，アルコール摂取時は栄養素の摂取量が抑制されることが多い．特にビタミン類やミネラル類などの微量栄養素摂取量は大量のアルコール摂取により低下する場合がある．一方，飲酒によりアルコールを摂取しているためエネルギー摂取量は栄養素摂取量ほど低下せず，エネルギーのみ過剰摂取となりやすい．

16.3 アルコール摂取と疾患

A. アルコールと肝臓疾患

摂取したアルコールの大部分を代謝する肝臓では，アルコールが存在すると最優先に代謝を行うため，大量の飲酒では肝臓への負担が大きくなる．アルコールからアセトアルデヒドさらに酢酸に代謝される一連の反応では$NADH + H^+$が大量に生成され脂肪産生が高まる．一方，アルコールが脂肪酸化を抑制するため，肝臓では脂肪が大量に蓄積する脂肪肝を発症することがある．

また，アルコール摂取量と肝炎や肝硬変の発症も相関が高いといわれている．肝臓機能の低下によりビタミンの活性化も低下するため，ビタミンを必要とする代謝に影響が生じやすい．

B. アルコールと膵臓疾患

アルコールは膵臓を刺激して膵液分泌を高める．しかし，アルコールの継続的な大量摂取では膵臓細胞が傷害を受けるため，アルコール性の膵炎を発症することがある．

C. アルコールと糖尿病

アルコールの継続的な大量摂取，あるいは肝臓や膵臓に疾病がある場合には糖尿病を発症しやすい．また，アルコールの代謝過程で生じる$NADH + H^+$は糖新生を妨げるため低血糖になることがある．特に糖尿病でインスリンや経口血糖降下剤による薬物治療中の場合，大量のアルコール摂取により顕著なアルコール性低血糖を引き起こすことがある．

D. アルコールと高血圧

アルコールから生成したアセトアルデヒドは交感神経や血圧上昇にはたらくホルモンを刺激するため，収縮期血圧と拡張期血圧のいずれも高くなり，高血圧症

を発症することがある.

E.　アルコールと脳・神経障害

　アルコールは血液により運ばれて血液脳関門を容易に通過して脳に到達する. アルコールには麻酔性があり, 大脳が麻痺されると認知能力, 理性, 知性のはたらきが弱まり, 小脳が麻痺されると平衡感覚が失われ, 正常に歩くことが困難になる. これが"酔う"という状態である. さらに飲酒を続けてアルコールの吸収が継続されると会話や行動が正常ではなくなり, さらに症状が進行すると意識が不明瞭になることがある.

F.　急性アルコール中毒

　大量のアルコール飲料を急激に摂取した場合, 体全身がアルコールにより麻痺したような状態となり, 昏睡, 体温の低下, 血圧の低下が生じる急性アルコール中毒になることがある.

16.4 ｜アルコール摂取と女性・未成年者への影響

A.　妊産婦・授乳婦の飲酒

　妊娠中の女性が飲酒をすると, 摂取したアルコールは血液を介して胎盤を通り胎児に送られる. 過剰なアルコール摂取では, 胎児の成長遅延, 中枢神経機能障害などが起きることがある.

　授乳中の女性が飲酒をすると, 血液から生成される母乳にもアルコールが含まれることがある. したがって, 乳幼児を母乳で育てている間は, 飲酒を避けたほうがよい.

B.　未成年者の飲酒

　20歳未満の者にはアルコールの摂取が認められていない. これはアルコールを代謝する種々の酵素活性が成人に比べて未成年者で低いためである. 未成年者では成人に比べてアルコール代謝が十分に行われず, 肝臓や中枢神経に影響することがある.

16.5 | 食事摂取基準におけるアルコール

　日本人の食事摂取基準（2020年版）では，アルコールは炭水化物の項目において必須の栄養素ではなく，またアルコールの摂取を勧めるものではないと記されている．なお，アルコールをエネルギー産生栄養バランスに含める場合は，タンパク質と脂質の残余を炭水化物とアルコールと考えることが適当とされている．

1）ヒトが摂取するアルコールはエタノールである．

2）エタノールは1gあたり7.1 kcal（29.7 kJ）のエネルギー量がある．

3）アルコールは胃と小腸から吸収され，肝臓で代謝される．

4）肝臓でアルコールはアセトアルデヒドを介して酢酸に代謝される．

5）アルコールはさまざまな生活習慣病に影響を及ぼす．

---

17. 分子栄養学

　分子栄養学とは，ヒトの健康の維持・増進に大きな影響を及ぼす栄養状態や食事から摂取した栄養素のはたらきを分子生物学の観点から理論的に理解することを目標とする学問である．染色体における遺伝子の位置はすべてのヒトにおいて共通であり，その塩基配列も99.9%は一致している．しかし，残り0.1%の配列は個々人で異なっており，これがそのヒトの遺伝要因となる．また，食事として摂取し，消化吸収された栄養素は，生体内の遺伝子発現やタンパク質合成の調節にも影響を及ぼしている．食事は生体の機能に影響を及ぼす環境要因の1つである．遺伝要因と環境要因が複雑に相互作用することで，疾病の発症や栄養状態の変化を引き起こしている．

17.1 遺伝形質と栄養の相互作用

　遺伝子に書き込まれた情報をもとに，必要なタンパク質をいつ，どこで，どれだけ合成するか，厳密にコントロールすることで健常な生命活動を営むことができる．さまざまな環境要因の変化に対応できるように，遺伝子からタンパク質を合成する過程には，複数の調節機構が存在している．

A. 遺伝子発現とタンパク質合成

　遺伝情報の発現は，分子生物学のセントラルドグマ(DNA→RNA→タンパク質)に従っている (図17.1)．最初のステップであるDNAを鋳型としたRNAの合成は転写といわれ，核内で進む反応である．第二のステップであるmRNAを鋳型としたリボソームによるポリペプチドの合成は翻訳といわれる．また，ミトコンドリア内には数種のrRNAとtRNAおよび酸化的リン酸化にかかわるタンパク質の一部をコードするミトコンドリアDNAが存在し，独立した転写および翻訳調節がなされている．本項では，核内および細胞質で進む反応について記述する．

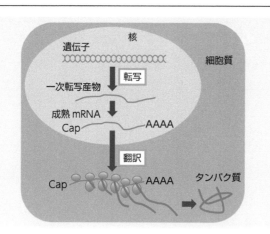

図 17.1　遺伝子発現とタンパク質合成
Cap：キャップ構造，
AAAA：ポリ A 尾部

a.　転写調節

　二本鎖からなる DNA の一方はセンス鎖，他方をアンチセンス鎖といい，DNA依存性 RNA ポリメラーゼⅡによってアンチセンス鎖と相補的な mRNA が 5′ 側から 3′ 側へ合成されていく反応を転写という．転写開始点の上流にはプロモーターといわれる領域が存在し，多くの遺伝子に共通する TATA ボックス（転写開始点の指標）や基本転写因子の結合配列（基本転写量の調節に関与）が保存されている．

　転写因子とは，特異的な応答配列を認識する DNA 結合タンパク質である．1つの応答配列に転写因子やコアクチベーターが複合体を形成して結合し，基本転写因子，RNA ポリメラーゼⅡと相互作用することで，転写の活性化あるいは抑制が生じる（図 17.2）．転写因子には，脂溶性ビタミン，脂肪酸代謝産物，コレステロール代謝産物など，栄養素（代謝産物）と直接的に相互作用する分子やステロイドホルモンと相互作用する分子も含まれる．また，栄養状態は転写因子の修飾（リン酸化など）や細胞内局在（核内輸送）を調節することで，転写活性に影響を及ぼすこともある．さらに近年では，DNA やヒストンタンパク質のメチル化，アセチル化などの修飾を介したエピジェネティクスな転写調節に対する栄養状態の関与も知られている．

　RNA ポリメラーゼⅡによって合成された一次転写産物には，5′ 側末端にキャッ

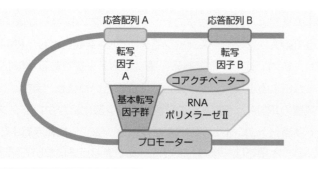

図 17.2　プロモーター（転写調節領域）

プ構造，3′末端にポリA尾部が付加される．さらにイントロン（介在配列）が除去され，エキソンがつなぎ合わされることで成熟mRNAとなる．この反応はmRNAのスプライシングといわれる．その後，成熟mRNAは核外へ輸送される．

b. 翻訳調節

mRNA上の3つの連続した塩基の組み合わせをコドンといい，1つのアミノ酸に対応している．そして5′側の翻訳開始コドン（AUG）から3′側の終止コドン（UAA，UAG，UGA）までが，タンパク質に合成される翻訳領域である．翻訳反応には，複数の機能性タンパク質（翻訳開始因子，伸長因子，遊離因子），アミノアシルtRNA，リボソーム，そしてGTPなどが関与し，ポリペプチドが合成される*．

翻訳開始段階に関しては，飢餓状態における翻訳開始因子2α（eIF2α）のリン酸化や，アミノ酸，インスリン刺激によるeIF4E結合タンパク質のリン酸化を介した調節機構の存在が明らかにされている．また，特定の塩基配列を認識して結合するRNA結合タンパク質を介した特異的なmRNAの翻訳調節や分解調節機構が存在しており，栄養状態の変化はこれらの調節に影響を及ぼす．

B. 遺伝形質と栄養素

a. ビタミンA

ビタミンAの1種であるレチノイン酸には，その側鎖の違いにより，all-trans-レチノイン酸と9-cis-レチノイン酸が存在し，それぞれ異なる受容体と結合する．前者はレチノイン酸受容体（RAR），後者はRARあるいはレチノイドX受容体（RXR）とそれぞれ結合し，リガンド・受容体複合体として核内へ移行する．そして双方がホモあるいはヘテロダイマーとして相互作用し，さまざまな遺伝子の転写調節領域に存在する特異的な応答配列（レチノイン酸応答配列，RARE）に結合することで，標的遺伝子の転写活性を調節する（図17.3）．その標的遺伝子には，細胞分化，細胞周期や細胞死の調節に関与するタンパク質をコードする遺伝子が含まれる．

* 10.4 節，NEXT『分子栄養学』4.5 節タンパク質合成，翻訳後修飾，タンパク質分解および NEXT『栄養生化学』3.4 節タンパク質と核酸の代謝参照

eIF2α : eukaryotic initiation factor 2α

RAR : retinoic acid receptor, RXR : retinoid X receptor, RARE : retinoic acid response element

図 17.3　ビタミンA およびビタミン D 応答配列を介した転写調節
◊ : ビタミン D 受容体
▯ : レチノイン酸受容体
△ : レチノイド X 受容体
■ : 1,25(OH)$_2$D$_3$
● : All-trans- レチノイン酸

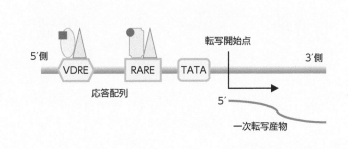

なお，RXRはビタミンD受容体や甲状腺ホルモン受容体，ペルオキシソーム増殖薬応答性受容体γなどともヘテロダイマーを形成することで，それぞれの因子が作用する転写調節機構にも関与している．

b. ビタミンD

生体内で機能する活性型ビタミンDは，$1,25(OH)_2D_3$である．$1,25(OH)_2D_3$はビタミンD受容体(VDR)と核内で結合する．そしてビタミンD・受容体複合体は，RXRとヘテロダイマーを形成することで，標的遺伝子の転写調節領域に存在するビタミンD応答配列(VDRE)に結合し，転写活性を調節する(図17.3)．VDREは，小腸におけるカルシウム吸収，腎臓におけるカルシウム再吸収，さらに骨代謝に関与するようなタンパク質をコードする遺伝子の転写調節領域に多く存在する．

VDR : vitamin D receptor
VDRE : vitamin D response element

c. コレステロール

転写因子SREBPは，2回の膜貫通領域を有する小胞体膜タンパク質である．小胞体膜上のコレステロールが欠乏すると，SREBPは複合体を形成するタンパク質分子とともにゴルジ体へと移行する．ゴルジ体では，Site-1プロテアーゼにより細胞内ドメインが切断され，さらにN末端側の膜貫通ドメインがSite-2プロテアーゼに切断されることで，SREBPのN末端が遊離する．この活性型SREBPが核内へ移行し，標的遺伝子のステロール応答配列(SRE)に結合することで，転写反応を調節する(図17.4)．SREBPは相同性の高いファミリーを形成しており，SREBP-1はおもに脂肪酸代謝関連遺伝子，SREBP-2はコレステロール代謝関連遺伝子の転写調節に関与している．

SREBP : sterol regulatory element-binding protein

SRE : sterol regulatory element

d. 鉄

生体内の鉄濃度は，ヘモジュベリン，トランスフェリン受容体2などにより感知され，肝臓におけるヘプシジン合成に影響を及ぼす．鉄過剰になるとヘプシジンの合成は亢進し，血中へ分泌されたヘプシジンが腸上皮細胞基底膜側などで細胞から鉄をくみ出しているフェロポルチンと結合する．その結果，フェロポルチンは不活性化され，細胞からの鉄排出能が低下し，最終的には腸管における鉄吸

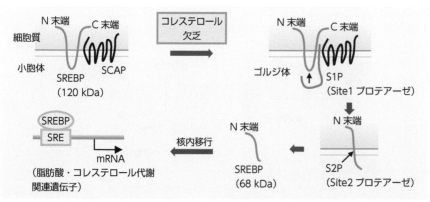

図17.4　SREBPの活性化機構
SCAP : SREBP cleavage activating protein

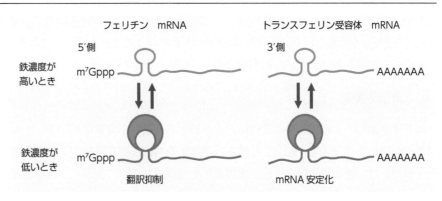

図 17.5　鉄と遺伝子
転写後調節
IRP：●
IRE：Ω

IRP：iron regulato-
ry protein, IRE：
iron responsive
element

フェリチン　mRNA

5′側

m⁷Gppp

鉄濃度が
高いとき

鉄濃度が
低いとき

m⁷Gppp

翻訳抑制

トランスフェリン受容体　mRNA

3′側

AAAAAAA

AAAAAAA

mRNA 安定化

収の抑制につながる．逆に鉄欠乏状態ではヘプシジン合成は抑制され，腸管にお
ける鉄吸収機構は活性化される．

　フェリチンやトランスフェリン受容体の発現は，細胞内の鉄含量に応じて鉄調
節タンパク質（IRP）を介した遺伝子転写後段階の調節を受ける（図17.5）．細胞内の
鉄濃度が高い場合，フェリチンmRNAの上流にある鉄応答配列（IRE）に結合して
いるIRPに鉄が結合し，IREから解離する．その結果，フェリチンmRNAの翻訳
反応は開始される．一方，トランスフェリン受容体mRNAの3′側非翻訳領域に
存在するIREからIRPが解離すると，RNA分解酵素の影響を受けやすくなり，ト
ランスフェリン受容体mRNAの安定性が低下する．

e．その他

　グルコースや脂肪酸，あるいはこれらの代謝産物と相互作用する転写因子も存
在しており，これら栄養素の吸収や代謝反応に関与するタンパク質の合成を調節
している．また，ある特定のアミノ酸を刺激因子とした翻訳調節機構の存在も明
らかにされており，アミノ酸は単なるタンパク質の構成成分ではなく，シグナル
分子としての機能も重要と考えられる．

17.2 ｜生活習慣病と遺伝子多型

　1953年にワトソンとクリックがDNAの2重らせん構造を発見した．それか
ら50年後の2003年，国際チームで取り組まれていたヒトゲノム解読の完了が
宣言された．ヒトの遺伝子数は当初10万個とも推定されていたが，実際には2
万個から2万5千個とはるかに少ないものであった．

　すべてのヒトでほとんどの遺伝子の配列は共通である．しかしながら容姿が千
差万別であるように，遺伝子の配列にもさまざまな違いが見出される．この違い
を変異といい，塩基配列の置換，欠失や挿入が生じている．この変異がその遺伝
子産物であるタンパク質の機能に決定的な変化を生じさせた場合，遺伝性の疾患

などの発症につながることもある．さらに，生活習慣病がしばしば血縁者に多発することから，その発症において遺伝要因が大きく関係することも明らかであり，ヒト個々人の間におけるゲノムの差異に関する研究が進められている．

A. 遺伝子多型

遺伝子産物のごく軽微な機能変化にとどまるような遺伝子変異において，血縁関係のないヒト集団内で1%以上の頻度で存在するものを遺伝子多型という．遺伝子多型には，遺伝子産物の機能に直接変化を及ぼすものや，タンパク質発現量に変化を及ぼすものなど，その影響の仕方はさまざまである．ただし，遺伝子多型を有することで，さまざまな疾患を発症するリスクに差異があることが報告され，栄養管理にも重要な情報といえる．

a. 一塩基多型（SNP）

SNP（スニップという）は，配列中の1つの塩基がほかの塩基に置き換わった変異による多型である（図17.6）．1,000〜2,000塩基対に1か所の割合で存在すると推測されており，ヒトゲノム中には1,000万程度のSNPが存在すると考えられる．

SNP：single nu-cleotide polymor-phism

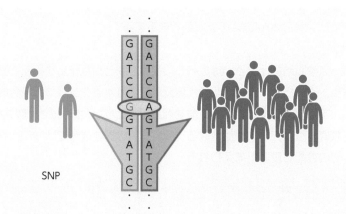

SNP

図17.6　一塩基多型（SNP）
全員に血縁関係はない．

B. 生活習慣病

生活習慣病は，まさしく食事，運動，休養や飲酒，喫煙などの生活習慣をはじめとする環境要因が主因となって発症する疾病といえる．しかしながら同じような生活を送っていても，疾病を発症するヒトもいれば発症しないヒトもいる．このような違いを生じる要因が，遺伝要因である（図17.7）．たとえば，生活習慣病の発症リスクが高まるようなSNPが数多く報告されている．このようなSNPを複数もつヒトは，環境要因により注意をはらい，疾病予防に努めなければならない．

　　　　　　　　　　　　　　　　　　　　　　　　　17.　分子栄養学

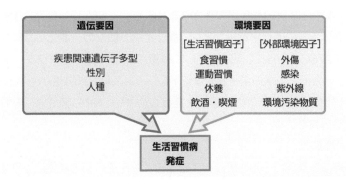

図 17.7　生活習慣病の発症要因

a. 高血圧症

　高血圧症は食生活，運動習慣，嗜好品やストレスなどの生活習慣をはじめとする環境要因と遺伝要因が影響する多因子病である．少なくとも10数個は存在する高血圧関連遺伝子の相互作用が，遺伝要因として病態に影響すると考えられている．これまでにレニン–アンジオテンシン系にかかわる遺伝子，交感神経系にかかわる遺伝子，脂質・糖代謝にかかわる遺伝子などの多型と高血圧症との関連が報告されている．

　アンジオテンシノーゲン遺伝子の第2エクソンに存在するM235T多型（235番目のアミノ酸がメチオニン→スレオニン）は高血圧の重症度，血中アンジオテンシノーゲン濃度と相関することが報告されている．一方，米国で行われた介入研究では，減塩食ならびに減量による高血圧予防効果がT235ホモ型の対象者で最も高いことが示された．すなわち，T235ホモ型のヒトは高血圧の発症リスクは高いが，減塩食や減量による環境要因の適正化の効果も大きいと考えられる．

　アンジオテンシン変換酵素遺伝子には，第16イントロンに287 bpの断片を含むinsertion（I）とこれを欠くdeletion（D）の遺伝子多型が存在する．アンジオテンシン変換酵素の血清濃度はI型よりD型のヒトで高値を示し，さらにD型の遺伝子多型は虚血性心疾患や糖尿病腎症の発症リスクを高めることが示されている．

b. 糖尿病

MODY：maturity-onset diabetes of the young
PPAR：peroxisome proliferator-activated receptor

　令和元年国民健康・栄養調査の結果より，わが国で糖尿病が強く疑われる成人は14.6%に上ると報告された．糖尿病には，若年発症成人型糖尿病（MODY）のように単一の遺伝子異常により発症するものもあるが，その割合はごくわずかである．残り95%以上を占める糖尿病の発症には，生活習慣を代表とする環境要因と遺伝要因が関与している．

　糖尿病の発症にかかわる多型として，PPARγの12番目のプロリンがアラニンに置換するSNPが報告されている．PPARγは脂肪蓄積を誘導する転写因子であるが，アラニン型では転写活性が中等度に低下することでインスリン感受性が良

好であり，2型糖尿病の発症が抑制される．また，インスリン感受性因子である
アディポネクチンの遺伝子解析からは，第2イントロンのSNP276が同定されて
いる．SNP276GG型はTT型に比較して有意に血中アディポネクチン濃度が低
値を示すことから，エネルギー消費が低下し，インスリン抵抗性が生じる．なお，
PPARγ，アディポネクチンの糖尿病を発症しやすいSNPの頻度は，日本人に多
いことが知られている．

c. 脂質異常症

　家族性高コレステロール血症は，LDL受容体関連遺伝子の変異による遺伝性疾
患である．わが国における患者総数は25万人以上と推定され，本症は最も発症
頻度が高い遺伝性疾患である．

　近年では，わが国における多施設共同研究の結果から，アポリポタンパク質
A5（APOA5）遺伝子のSNPによるC185G多型（システイン→グリシン）が，脂質異常
症の発症リスクを高めることが示された．さらに食事中の脂肪エネルギー比率が
25％を超える集団に限定した場合には，APOA5遺伝子多型のCホモ型に対し，
ヘテロ型やGホモ型のヒトは脂質異常症の発症リスクが約3倍に上昇することが
示されている．

d. その他

　肥満に関係する遺伝子が多く報告されている．その中でも*Obese*遺伝子産物で
あるレプチンやその受容体に関しては広く研究されてきた．レプチンは食欲抑制
ホルモンである．レプチンやレプチン受容体遺伝子の変異は，摂食行動を抑制で
きず，肥満を生じる．

　近年の遺伝子多型に関する研究では，BMIの調節に関与する因子としてFTO
遺伝子が同定され，その後も膨大な研究データが報告され続けている．さらに
FTO遺伝子多型による肥満の発症は，別の分子を介しているとして新たな肥満
関連遺伝子も報告されている．今後も遺伝要因としての肥満関連遺伝子に関する
研究は，増え続けていくと予想される．

FTO：fat mass
and obesity-asso-
ciated gene

C. 倹約（節約）遺伝子仮説

　倹約遺伝子仮説は，1962年に米国の遺伝学者ジェームス・ニールによって提
唱された学説である．生命が誕生して以来，生物は飢餓の危険にさらされること
が多かった．そのため摂取した栄養素を最大限に吸収し，消費を抑え，体内に貯
蔵することができる能力が，生存のために必要であった．このような能力を規定
する遺伝子を倹約遺伝子といい，何らかの変異が起こることでその能力を獲得し
ている．飢餓の時代には生存のために有益であった倹約遺伝子の機能は，現代で
は生活習慣病の発症に関与する遺伝要因の1つと考えられている．

a. アドレナリンβ₃受容体

　アドレナリンβ_3受容体は，白色脂肪組織における脂肪分解と褐色脂肪組織における熱産生の調節に関与する分子である．肥満症や糖尿病の発症頻度が高いアメリカのピマインディアンにはアドレナリンβ_3受容体遺伝子のW64R多型（トリプトファン→アルギニン）が高率に検出されることが報告されている．またこの多型は日本人にも高率に認められ，多型を有するヒトは安静時代謝が約200 kcal低値を示すと報告されている．すなわち多型を有するヒトはエネルギーの消費が少なく，太りやすい体質といえる．

b. 脱共役タンパク質-1

UCP：uncoupling protein

　脱共役タンパク質（UCP）は，ミトコンドリアでの酸化的リン酸化反応を脱共役させ，基質酸化のエネルギーを直接，熱として放散させるタンパク質である．日本人にも比較的多く認められるUCP-1遺伝子転写調節領域におけるSNP−3826は，その遺伝子転写活性を弱め，褐色脂肪細胞における熱産生を低下させる．近年の研究では，−3826AA型と比較し，GG型の多型を示す日本人は，外気温が低い冬期において内臓脂肪面積が有意に増加することが報告され，熱産生の抑制を介した内臓脂肪蓄積の遺伝要因と考えられた．

17.3 後天的遺伝子変異と栄養素・非栄養素成分

　ヒトはすべての細胞に両親から受け継いだDNAを保持しており，本来，その塩基配列は生涯にわたって（たとえ生命が尽きようともDNAが存在するかぎり）変化を起こさない．しかしながら，環境要因などが原因となってDNAに不可逆的な変化が生じることがあり，これを後天的な遺伝子変異という．このような遺伝子変異によって，その遺伝子産物（タンパク質）の機能に変化をきたすことが，発がんの引き金となっている．

A. 発がんのイニシエーション，プロモーションの抑制

a. DNAの損傷と修復

　DNAの損傷とは，糖鎖あるいは塩基部分の修飾による構造変化やDNA鎖の切断のことである．DNAはさまざまな内的，外的要因によって，絶えずこのような損傷を受けている．一方，生物は速やかに自身のDNA損傷を取り除く修復機構を進化の過程で獲得してきた．ヌクレアーゼ，グリコシラーゼ，フォトリアーゼ，リガーゼやポリメラーゼなどが，さまざまな損傷に対する修復反応を触媒する．しかしながらこれらの修復機構をかいくぐり，その損傷が後天的変異としてDNA情報に取り込まれた結果，細胞に異常が生じることがある．

b. 発がんの機構

　われわれは，がん遺伝子といわれる遺伝子群を有している．がん遺伝子の多くは細胞増殖の調節に関与するタンパク質をコードしており，後天的変異を受けることで細胞が異常増殖し，がん細胞化することから，その名称がつけられている．一方，がん化を抑制する分子をコードするがん抑制遺伝子といわれる遺伝子群が存在するが，これらも後天的変異を受けることにより，正常な細胞ががん細胞化してしまう．

　正常細胞ががん細胞化する時は，いくつかの段階を経て変化していくと考えられており，これを多段階発がんという．これらの各段階は，イニシエーション，プロモーションそしてプログレッションといわれる（図17.8）.

　発がんのイニシエーションは，細胞のDNAが損傷を受けて変異を生じる段階である．DNAの損傷を引き起こす物質はイニシエーターといわれ，さまざまな化学物質，生体内で生じる活性酸素，紫外線，放射線やある種のウイルスなどが含まれる．発がんのプロモーションは，イニシエーションにより後天的遺伝子変異を有する細胞が増殖する段階である．この段階を刺激するものはプロモーターといわれ，12-O-テトラデカノイルホルボール13-アセテート（TPA）を代表とするさまざまな化学物質や脂肪，塩分などの摂取過多が，その作用を有するといわれる．発がんのプログレッションは，プロモーション以降に再度，遺伝子に損傷などを受けることで細胞ががん化する段階であり，細胞の異常増殖，浸潤や転移を引き起こす．

TPA：12-O-tetra-decanoylphorbol-13-acetate

　がんを予防するためには，これらイニシエーターやプロモーターを排除あるいは抑制することが重要となる．細胞内で生じる活性酸素は，酸化ストレスとしてDNAを損傷し，発がんの各段階に大きな影響を及ぼしている．したがって，抗酸化物質を含む食品の摂取は，酸化ストレスを軽減し，がんの予防につながると期待されている．

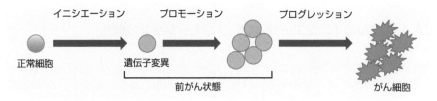

図17.8　発がんの多段階機構

B.　植物性抗酸化物質の作用

a.　生体に対する酸化ストレス

　生体では，酸素を利用する過程において種々の活性酸素が生成している．また，環境因子としての紫外線，放射線や喫煙なども生体内での活性酸素の産生に影響

を及ぼす．一方，生体は活性酸素を消去する機構を十分に備えているが，過剰に活性酸素が生じた場合には酸化ストレスにさらされる．酸化ストレスは，生体に対して膜脂質の過酸化，DNAの損傷，タンパク質変性などを引き起こす．

b. 食品中の抗酸化物質とその機能

植物にはさまざまな抗酸化成分が含まれている．そのような成分には抗酸化ビタミンであるビタミンEやビタミンC，また非栄養素成分（フィトケミカル）といわれるポリフェノール，カロテノイドなどが含まれる．これらの成分を摂取することで，酸化ストレスが軽減され，がんや生活習慣病の予防にも有効となるかもしれない．

(1) 抗酸化ビタミン ビタミンE（トコフェロール）は細胞膜やオルガネラ膜などの生体膜に存在し，生体膜内の反応で生じた活性酸素を消去することで膜脂質の過酸化を抑制する．一方，ビタミンE自体は酸化され，抗酸化作用は消失する．しかしながら，生体膜表面上にビタミンC（アスコルビン酸）が存在すると，その抗酸化作用により，酸化ビタミンEは還元され，ビタミンEの抗酸化作用が再生する．その他，水溶性ビタミンであるビタミンCは，水相部分で発生する活性酸素の消去に関与している．

(2) ポリフェノール ポリフェノールの多くは活性酸素を消去することで，がんやその他の慢性疾患の発症を予防すると考えられている．赤ブドウの果皮や種子に含まれるレスベラトロール，緑茶に含まれるカテキン，黄色色素のクルクミンなどがある．

(3) カロテノイド カロテノイドは緑黄色野菜などに含まれる色素成分の総称であり，プロビタミンAのβカロテンが代表的であるが，それ以外にも強い抗酸化作用が認められている．温州みかんなど柑橘類に多く含まれるβクリプトキサンチン，トマトや柿などに多く含まれるリコペンなどがある．

(4) その他 抗酸化作用を有するその他の非栄養素成分としては，タマネギやニンニクの香り成分である硫黄化合物のアリシン，ローズマリーの抗酸化活性成分といわれるジテルペンなどがあげられる．

---

1) 遺伝子発現やタンパク質合成の活性を直接的に調節する栄養素がある．
2) 遺伝子多型は，疾病発症の遺伝要因となりうる．
3) 生活習慣病は遺伝要因と環境要因の相互作用により発症する．
4) 発がんにはイニシエーション，プロモーションおよびプログレッションといわれる段階が存在する．
5) 抗酸化物質の摂取は，酸化ストレス障害の軽減が期待される．

付録 日本人の食事摂取基準（2020年版）

使用期間：2020（令和2）年度から2024（令和6）年度の5年間

策定の目的

　日本人の食事摂取基準は，「健康増進法」第16条の2に基づき厚生労働大臣が定めるものとされ，国民の健康の保持・増進を図る上で摂取することが望ましいエネルギー及び栄養素の量の基準を示すものである．

策定方針

　日本人の食事摂取基準（2020年版）の策定に当たっては，更なる高齢化の進展や糖尿病等有病者数の増加等を踏まえ，栄養に関連した身体・代謝機能の低下の回避の観点から，健康の保持・増進，生活習慣病の発症予防及び重症化予防に加え，高齢者の低栄養予防やフレイル予防も視野に入れて策定された（付図1）．このため，関連する各種疾患ガイドラインとも調和を図っていくこととされた．

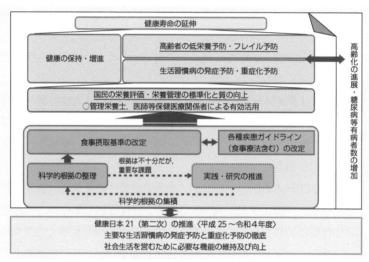

付図1　日本人の食事摂取基準（2020年版）策定の方向性

策定の基本的事項

1．エネルギーの指標と概要

　エネルギーについては，エネルギーの摂取量及び消費量のバランス（エネルギー収支バランス）の維持を示す指標として，BMIを用いた．このため，成人における観察疫学研究において報告された総死亡率が最も低かったBMIの範囲，日本人のBMIの実態などを総合的に検証し，目標とするBMIの範囲を提示した（付表1）．なお，BMIは，健康の保持・増進，生活習慣病の発症予防，さらには，加齢によるフレイルを回避するための要素の一つとして扱うことに留めるべきである．生活習慣病の食事指導では，体重当たりの推定エネルギー必要量（kcal/kg体重/日）が用いられることが多いので，付表3を基に，18歳以上の年齢層について付表2にまとめた．

付表1　目標とするBMIの範囲（18歳以上）*1, 2

年齢（歳）	目標とするBMI（kg/m²）
18～49	18.5～24.9
50～64	20.0～24.9
65～74*3	21.5～24.9
75以上*3	21.5～24.9

＊1　男女共通．あくまでも参考として使用すべきである．
＊2　観察疫学研究において報告された総死亡率が最も低かったBMIを基に，疾患別の発症率とBMIの関連，死因とBMIとの関連，喫煙や疾患の合併によるBMIや死亡リスクへの影響，日本人のBMIの実態に配慮し，総合的に判断し目標とする範囲を設定．
＊3　高齢者では，フレイルの予防及び生活習慣病の発症予防の両者に配慮する必要があることも踏まえ，当面目標とするBMIの範囲を21.5～24.9kg/m²とした．

付表 2　体重当たりの推定エネルギー必要量

性　別	男　性			女　性		
身体活動レベル	Ⅰ（低い）	Ⅱ（ふつう）	Ⅲ（高い）	Ⅰ（低い）	Ⅱ（ふつう）	Ⅲ（高い）
18 〜 29（歳）	35.5	41.5	47.4	33.2	38.7	44.2
30 〜 49（歳）	33.7	39.3	44.9	32.9	38.4	43.9
50 〜 64（歳）	32.7	38.2	43.6	31.1	36.2	41.4
65 〜 74（歳）	31.3	36.7	42.1	30.0	35.2	40.4
75 以上（歳）	30.1	35.5	—	29.0	34.2	—

付表 3　推定エネルギー必要量（kcal/ 日）

性　別	男　性			女　性		
身体活動レベル*1	Ⅰ	Ⅱ	Ⅲ	Ⅰ	Ⅱ	Ⅲ
0 〜　5（月）	—	550	—	—	500	—
6 〜　8（月）	—	650	—	—	600	—
9 〜 11（月）	—	700	—	—	650	—
1 〜　2（歳）	—	950	—	—	900	—
3 〜　5（歳）	—	1,300	—	—	1,250	—
6 〜　7（歳）	1,350	1,550	1,750	1,250	1,450	1,650
8 〜　9（歳）	1,600	1,850	2,100	1,500	1,700	1,900
10 〜 11（歳）	1,950	2,250	2,500	1,850	2,100	2,350
12 〜 14（歳）	2,300	2,600	2,900	2,150	2,400	2,700
15 〜 17（歳）	2,500	2,800	3,150	2,050	2,300	2,550
18 〜 29（歳）	2,300	2,650	3,050	1,700	2,000	2,300
30 〜 49（歳）	2,300	2,700	3,050	1,750	2,050	2,350
50 〜 64（歳）	2,200	2,600	2,950	1,650	1,950	2,250
65 〜 74（歳）	2,050	2,400	2,750	1,550	1,850	2,100
75 以上（歳）*2	1,800	2,100	—	1,400	1,650	—
妊婦（付加量）*3 初期				+50	+50	+50
中期				+250	+250	+250
後期				+450	+450	+450
授乳婦（付加量）				+350	+350	+350

＊1　身体活動レベルは，低い，ふつう，高いの 3 つのレベルとして，それぞれⅠ，Ⅱ，Ⅲで示した．＊2　レベルⅡは自立している者，レベルⅠは自宅にいてほとんど外出しない者に相当する．レベルⅠは高齢者施設で自立に近い状態で過ごしている者にも適用できる値である．＊3　妊婦個々の体格や妊娠中の体重増加量及び胎児の発育状況の評価を行うことが必要である．注 1：活用に当たっては，食事摂取状況のアセスメント，体重及び BMI の把握を行い，エネルギーの過不足は体重の変化又は BMI を用いて評価すること．注 2：身体活動レベルⅠの場合，少ないエネルギー消費量に見合った少ないエネルギー摂取量を維持することになるため，健康の保持・増進の観点からは，身体活動量を増加させる必要がある．

2．栄養素の指標と概要（付表 4）

付表 4　栄養素の指標と概要

摂取不足の回避	推定平均必要量（EAR）	ある母集団における必要量の平均値の推定値．当該集団に属する 50％の者が必要量を満たすと推定される 1 日の摂取量（estimated average requirement）
	推奨量（RDA）	ある母集団に属するほとんど（97 〜 98％）の者が必要量を満たすと推定される 1 日の摂取量（recommended dietary allowance）
	目安量（AI）	「推定平均必要量」を算定するのに十分な科学的根拠が得られない場合に，特定の集団が，ある一定の栄養状態を維持するのに十分な 1 日の摂取量（adequate intake）
過剰摂取による健康障害の回避	耐容上限量（UL）	健康障害をもたらすリスクがないとみなされる習慣的な摂取量の上限を与える量（tolerable upper intake level）
生活習慣病の予防	目標量（DG）	生活習慣病の発症予防を目的として，特定の集団において，その疾患のリスクや，その代理指標となる生体指標の値が低くなると考えられる栄養状態が達成できる量，現在の日本人が当面の目標とすべき摂取量．生活習慣病の重症化予防およびフレイル予防を目的とした量を設定できる場合は，発症予防を目的とした量（目標量）とは区別して示す（tentative dietary goal for preventing life-style related diseases）

3. 対象とする個人及び集団の範囲

　食事摂取基準の対象は，健康な個人及び健康な者を中心として構成されている集団とし，生活習慣病等に関する危険因子を有していたり，また，高齢者においてはフレイル*に関する危険因子を有していたりしても，おおむね自立した日常生活を営んでいる者及びこのような者を中心として構成されている集団は含むものとする．疾患を有していたり，疾患に関する高いリスクを有していたりする個人及び集団に対して，治療を目的とする場合は，食事摂取基準におけるエネルギー及び栄養素の摂取に関する基本的な考え方を理解した上で，その疾患に関連する治療ガイドライン等の栄養管理指針を用いることになる．
＊フレイルについては，健常状態と要介護状態の中間的な段階に位置づける考え方を採用する．

4. 年齢区分(付表5)

付表5　年齢区分

| 0～ 5(月)* | 1～2(歳) | 6～7(歳) | 10～11(歳) | 15～17(歳) | 30～49(歳) | 65～74(歳) |
| 6～11(月)* | 3～5(歳) | 8～9(歳) | 12～14(歳) | 18～29(歳) | 50～64(歳) | 75 以上(歳) |

＊エネルギー及びたんぱく質については，「0～5か月」，「6～8か月」，「9～11か月」の3区分．

5. 参照体位(身長・体重)

　性及び年齢に応じ，日本人として平均的な体位を持った者を想定し，健全な発育及び健康の保持・増進，生活習慣病の予防を考える上での参照値として提示した(付表6)．

付表6　参照体位(参照身長，参照体重)*1

性　別	男　性		女　性*2	
年齢等	参照身長(cm)	参照体重(kg)	参照身長(cm)	参照体重(kg)
0～ 5(月)	61.5	6.3	60.1	5.9
6～11(月)	71.6	8.8	70.2	8.1
6～ 8(月)	69.8	8.4	68.3	7.8
9～11(月)	73.2	9.1	71.9	8.4
1～ 2(歳)	85.8	11.5	84.6	11.0
3～ 5(歳)	103.6	16.5	103.2	16.1
6～ 7(歳)	119.5	22.2	118.3	21.9
8～ 9(歳)	130.4	28.0	130.4	27.4
10～11(歳)	142.0	35.6	144.0	36.3
12～14(歳)	160.5	49.0	155.1	47.5
15～17(歳)	170.1	59.7	157.7	51.9
18～29(歳)	171.0	64.5	158.0	50.3
30～49(歳)	171.0	68.1	158.0	53.0
50～64(歳)	169.0	68.0	155.8	53.8
65～74(歳)	165.2	65.0	152.0	52.1
75 以上(歳)	160.8	59.6	148.0	48.8

＊1　0～17歳は，日本小児内分泌学会・日本成長学会合同標準値委員会による小児の体格評価に用いる身長，体重の標準値を基に，年齢区分に応じて，当該月齢及び年齢区分の中央時点における中央値を引用した．ただし，公表数値が年齢区分と合致しない場合は，同様の方法で算出した値を用いた．18歳以上は，平成28年国民健康・栄養調査における当該の性及び年齢区分における身長・体重の中央値を用いた．
＊2　妊婦，授乳婦を除く．

食事摂取基準

基準を策定した栄養素と指標[1]（1 歳以上）

栄養素		推定平均必要量 (EAR)	推奨量 (RDA)	目安量 (AI)	耐容上限量 (UL)	目標量 (DG)
たんぱく質[2]		○b	○b	—	—	○[3]
脂質	脂質	—	—	—	—	○[3]
	飽和脂肪酸[4]	—	—	—	—	○[3]
	n-6 系脂肪酸	—	—	○	—	—
	n-3 系脂肪酸	—	—	○	—	—
	コレステロール[5]	—	—	—	—	—
炭水化物	炭水化物	—	—	—	—	○[3]
	食物繊維	—	—	—	—	○
	糖類	—	—	—	—	—
エネルギー産生栄養素バランス[2]		—	—	—	—	○[3]
ビタミン	脂溶性 ビタミン A	○a	○a	—	○	—
	ビタミン D[2]	—	—	○	○	—
	ビタミン E	—	—	○	○	—
	ビタミン K	—	—	○	—	—
	水溶性 ビタミン B$_1$	○c	○c	—	—	—
	ビタミン B$_2$	○c	○c	—	—	—
	ナイアシン	○a	○a	—	○	—
	ビタミン B$_6$	○b	○b	—	○	—
	ビタミン B$_{12}$	○a	○a	—	—	—
	葉酸	○a	○a	—	○[7]	—
	パントテン酸	—	—	○	—	—
	ビオチン	—	—	○	—	—
	ビタミン C	○x	○x	—	—	—
ミネラル	多量 ナトリウム[6]	○a	—	—	—	○
	カリウム	—	—	○	—	○
	カルシウム	○b	○b	—	○	—
	マグネシウム	○b	○b	—	○[7]	—
	リン	—	—	○	○	—
	微量 鉄	○x	○x	—	○	—
	亜鉛	○b	○b	—	○	—
	銅	○b	○b	—	○	—
	マンガン	—	—	○	○	—
	ヨウ素	○a	○a	—	○	—
	セレン	○a	○a	—	○	—
	クロム	—	—	○	○	—
	モリブデン	○b	○b	—	○	—

1 一部の年齢区分についてだけ設定した場合も含む． 2 フレイル予防を図る上での留意事項を表の脚注として記載．
3 総エネルギー摂取量に占めるべき割合（％エネルギー）． 4 脂質異常症の重症化予防を目的としたコレステロールの量と，トランス脂肪酸の摂取に関する参考情報を表の脚注として記載． 5 脂質異常症の重症化予防を目的とした量を飽和脂肪酸の表の脚注に記載． 6 高血圧及び慢性腎臓病（CKD）の重症化予防を目的とした量を表の脚注として記載． 7 通常の食品以外の食品からの摂取について定めた．
a 集団内の半数の者に不足又は欠乏の症状が現れ得る摂取量をもって推定平均必要量とした栄養素． b 集団内の半数の者で体内量が維持される摂取量をもって推定平均必要量とした栄養素． c 集団内の半数の者で体内量が飽和している摂取量をもって推定平均必要量とした栄養素． x 上記以外の方法で推定平均必要量が定められた栄養素．

たんぱく質の食事摂取基準 (推定平均必要量，推奨量，目安量：g／日，目標量：%エネルギー)

性別	男性				女性			
年齢等	推定平均必要量	推奨量	目安量	目標量[1]	推定平均必要量	推奨量	目安量	目標量[1]
0～ 5(月)	—	—	10	—	—	—	10	—
6～ 8(月)	—	—	15	—	—	—	15	—
9～11(月)	—	—	25	—	—	—	25	—
1～ 2(歳)	15	20	—	13～20	15	20	—	13～20
3～ 5(歳)	20	25	—	13～20	20	25	—	13～20
6～ 7(歳)	25	30	—	13～20	25	30	—	13～20
8～ 9(歳)	30	40	—	13～20	30	40	—	13～20
10～11(歳)	40	45	—	13～20	40	50	—	13～20
12～14(歳)	50	60	—	13～20	45	55	—	13～20
15～17(歳)	50	65	—	13～20	45	55	—	13～20
18～29(歳)	50	65	—	13～20	40	50	—	13～20
30～49(歳)	50	65	—	13～20	40	50	—	13～20
50～64(歳)	50	65	—	14～20	40	50	—	14～20
65～74(歳)[2]	50	60	—	15～20	40	50	—	15～20
75以上(歳)[2]	50	60	—	15～20	40	50	—	15～20
妊婦(付加量) 初期					+0	+0	—	—[3]
中期					+5	+5	—	—[3]
後期					+20	+25	—	—[4]
授乳婦(付加量)					+15	+20	—	—[4]

1 範囲に関しては，おおむねの値を示したものであり，弾力的に運用すること．2 65歳以上の高齢者について，フレイル予防を目的とした量を定めることは難しいが，身長・体重が参照体位に比べて小さい者や，特に75歳以上であって加齢に伴い身体活動量が大きく低下した者など，必要エネルギー摂取量が低い者では，下限が推奨量を下回る場合があり得る．この場合でも，下限は推奨量以上とすることが望ましい．3 妊婦(初期・中期)の目標量は，13～20%エネルギーとした．4 妊婦(後期)及び授乳婦の目標量は，15～20%エネルギーとした．

脂質の食事摂取基準
(%エネルギー)

性別	男性		女性	
年齢等	目安量	目標量[1]	目安量	目標量[1]
0～ 5(月)	50	—	50	—
6～11(月)	40	—	40	—
1～ 2(歳)	—	20～30	—	20～30
3～ 5(歳)	—	20～30	—	20～30
6～ 7(歳)	—	20～30	—	20～30
8～ 9(歳)	—	20～30	—	20～30
10～11(歳)	—	20～30	—	20～30
12～14(歳)	—	20～30	—	20～30
15～17(歳)	—	20～30	—	20～30
18～29(歳)	—	20～30	—	20～30
30～49(歳)	—	20～30	—	20～30
50～64(歳)	—	20～30	—	20～30
65～74(歳)	—	20～30	—	20～30
75以上(歳)	—	20～30	—	20～30
妊婦			—	20～30
授乳婦			—	20～30

1 範囲に関しては，おおむねの値を示したものである．

飽和脂肪酸の食事摂取基準 (%エネルギー)[1,2]

性別	男性	女性
年齢等	目標量	目標量
0〜 5(月)	—	—
6〜11(月)	—	—
1〜 2(歳)	—	—
3〜 5(歳)	10 以下	10 以下
6〜 7(歳)	10 以下	10 以下
8〜 9(歳)	10 以下	10 以下
10〜11(歳)	10 以下	10 以下
12〜14(歳)	10 以下	10 以下
15〜17(歳)	8 以下	8 以下
18〜29(歳)	7 以下	7 以下
30〜49(歳)	7 以下	7 以下
50〜64(歳)	7 以下	7 以下
65〜74(歳)	7 以下	7 以下
75 以上(歳)	7 以下	7 以下
妊婦		7 以下
授乳婦		7 以下

1 飽和脂肪酸と同じく，脂質異常症及び循環器疾患に関与する栄養素としてコレステロールがある．コレステロールに目標量は設定しないが，これは許容される摂取量に上限が存在しないことを保証するものではない．また，脂質異常症の重症化予防の目的からは，200 mg/日未満に留めることが望ましい．
2 飽和脂肪酸と同じく，冠動脈疾患に関与する栄養素としてトランス脂肪酸がある．日本人の大多数は，トランス脂肪酸に関する世界保健機関（WHO）の目標（1%エネルギー未満）を下回っており，トランス脂肪酸の摂取による健康への影響は，飽和脂肪酸の摂取によるものと比べて小さいと考えられる．ただし，脂質に偏った食事をしている者では，留意する必要がある．トランス脂肪酸は人体にとって不可欠な栄養素ではなく，健康の保持・増進を図る上で積極的な摂取は勧められないことから，その摂取量は 1%エネルギー未満に留めることが望ましく，1%エネルギー未満でもできるだけ低く留めることが望ましい．

n–6 系脂肪酸の食事摂取基準 (g/日)

性別	男性	女性
年齢等	目安量	目安量
0〜 5(月)	4	4
6〜11(月)	4	4
1〜 2(歳)	4	4
3〜 5(歳)	6	6
6〜 7(歳)	8	7
8〜 9(歳)	8	7
10〜11(歳)	10	8
12〜14(歳)	11	9
15〜17(歳)	13	9
18〜29(歳)	11	8
30〜49(歳)	10	8
50〜64(歳)	10	8
65〜74(歳)	9	8
75 以上(歳)	8	7
妊婦		9
授乳婦		10

n–3 系脂肪酸の食事摂取基準 (g/日)

性別	男性	女性
年齢等	目安量	目安量
0〜 5(月)	0.9	0.9
6〜11(月)	0.8	0.8
1〜 2(歳)	0.7	0.8
3〜 5(歳)	1.1	1.0
6〜 7(歳)	1.5	1.3
8〜 9(歳)	1.5	1.3
10〜11(歳)	1.6	1.6
12〜14(歳)	1.9	1.6
15〜17(歳)	2.1	1.6
18〜29(歳)	2.0	1.6
30〜49(歳)	2.0	1.6
50〜64(歳)	2.2	1.9
65〜74(歳)	2.2	2.0
75 以上(歳)	2.1	1.8
妊婦		1.6
授乳婦		1.8

炭水化物の食事摂取基準 （%エネルギー）

性　別	男　性	女　性
年齢等	目標量[1,2]	目標量[1,2]
0 〜 5（月）	—	—
6 〜 11（月）	—	—
1 〜 2（歳）	50 〜 65	50 〜 65
3 〜 5（歳）	50 〜 65	50 〜 65
6 〜 7（歳）	50 〜 65	50 〜 65
8 〜 9（歳）	50 〜 65	50 〜 65
10 〜 11（歳）	50 〜 65	50 〜 65
12 〜 14（歳）	50 〜 65	50 〜 65
15 〜 17（歳）	50 〜 65	50 〜 65
18 〜 29（歳）	50 〜 65	50 〜 65
30 〜 49（歳）	50 〜 65	50 〜 65
50 〜 64（歳）	50 〜 65	50 〜 65
65 〜 74（歳）	50 〜 65	50 〜 65
75 以上（歳）	50 〜 65	50 〜 65
妊　婦		50 〜 65
授乳婦		50 〜 65

1　範囲に関しては，おおむねの値を示したものである.
2　アルコールを含む．ただし，アルコールの摂取を勧めるものではない．

食物繊維の食事摂取基準 （g/日）

性　別	男　性	女　性
年齢等	目標量	目標量
0 〜 5（月）	—	—
6 〜 11（月）	—	—
1 〜 2（歳）	—	—
3 〜 5（歳）	8 以上	8 以上
6 〜 7（歳）	10 以上	10 以上
8 〜 9（歳）	11 以上	11 以上
10 〜 11（歳）	13 以上	13 以上
12 〜 14（歳）	17 以上	17 以上
15 〜 17（歳）	19 以上	18 以上
18 〜 29（歳）	21 以上	18 以上
30 〜 49（歳）	21 以上	18 以上
50 〜 64（歳）	21 以上	18 以上
65 〜 74（歳）	20 以上	17 以上
75 以上（歳）	20 以上	17 以上
妊　婦		18 以上
授乳婦		18 以上

エネルギー産生栄養素バランス　（%エネルギー）

性　別	男　性 目標量[1,2]				女　性 目標量[1,2]			
年齢等	たんぱく質[3]	脂　質[4] 脂　質	脂　質[4] 飽和脂肪酸	炭水化物[5,6]	たんぱく質[3]	脂　質[4] 脂　質	脂　質[4] 飽和脂肪酸	炭水化物[5,6]
0 〜 11（月）	—	—	—	—	—	—	—	—
1 〜 2（歳）	13 〜 20	20 〜 30	—	50 〜 65	13 〜 20	20 〜 30	—	50 〜 65
3 〜 5（歳）	13 〜 20	20 〜 30	10 以下	50 〜 65	13 〜 20	20 〜 30	10 以下	50 〜 65
6 〜 7（歳）	13 〜 20	20 〜 30	10 以下	50 〜 65	13 〜 20	20 〜 30	10 以下	50 〜 65
8 〜 9（歳）	13 〜 20	20 〜 30	10 以下	50 〜 65	13 〜 20	20 〜 30	10 以下	50 〜 65
10 〜 11（歳）	13 〜 20	20 〜 30	10 以下	50 〜 65	13 〜 20	20 〜 30	10 以下	50 〜 65
12 〜 14（歳）	13 〜 20	20 〜 30	10 以下	50 〜 65	13 〜 20	20 〜 30	10 以下	50 〜 65
15 〜 17（歳）	13 〜 20	20 〜 30	8 以下	50 〜 65	13 〜 20	20 〜 30	8 以下	50 〜 65
18 〜 29（歳）	13 〜 20	20 〜 30	7 以下	50 〜 65	13 〜 20	20 〜 30	7 以下	50 〜 65
30 〜 49（歳）	13 〜 20	20 〜 30	7 以下	50 〜 65	13 〜 20	20 〜 30	7 以下	50 〜 65
50 〜 64（歳）	14 〜 20	20 〜 30	7 以下	50 〜 65	14 〜 20	20 〜 30	7 以下	50 〜 65
65 〜 74（歳）	15 〜 20	20 〜 30	7 以下	50 〜 65	15 〜 20	20 〜 30	7 以下	50 〜 65
75 以上（歳）	15 〜 20	20 〜 30	7 以下	50 〜 65	15 〜 20	20 〜 30	7 以下	50 〜 65
妊　婦　初期					13 〜 20			
中期					13 〜 20	20 〜 30	7 以下	50 〜 65
後期					15 〜 20			
授乳婦					15 〜 20			

1　必要なエネルギー量を確保した上でのバランスとすること．2　範囲に関しては，おおむねの値を示したものであり，弾力的に運用すること．3　65 歳以上の高齢者について，フレイル予防を目的とした量を定めることは難しいが，身長・体重が参照体位に比べて小さい者や，特に 75 歳以上であって加齢に伴い身体活動量が大きく低下した者など，必要エネルギー摂取量が低い者では，下限が推奨量を下回る場合があり得る．この場合でも，下限は推奨量以上とすることが望ましい．4　脂質については，その構成成分である飽和脂肪酸など，質への配慮を十分に行う必要がある．5　アルコールを含む．ただし，アルコールの摂取を勧めるものではない．6　食物繊維の目標量を十分に注意すること．

ビタミン A の食事摂取基準

(μgRAE/日)[1]

性 別	男 性				女 性			
年齢等	推定平均必要量[2]	推奨量[2]	目安量[3]	耐容上限量[3]	推定平均必要量[2]	推奨量[2]	目安量[3]	耐容上限量[3]
0～ 5(月)	—	—	300	600	—	—	300	600
6～11(月)	—	—	400	600	—	—	400	600
1～ 2(歳)	300	400	—	600	250	350	—	600
3～ 5(歳)	350	450	—	700	350	500	—	850
6～ 7(歳)	300	400	—	950	300	400	—	1,200
8～ 9(歳)	350	500	—	1,200	350	500	—	1,500
10～11(歳)	450	600	—	1,500	400	600	—	1,900
12～14(歳)	550	800	—	2,100	500	700	—	2,500
15～17(歳)	650	900	—	2,500	500	650	—	2,800
18～29(歳)	600	850	—	2,700	450	650	—	2,700
30～49(歳)	650	900	—	2,700	500	700	—	2,700
50～64(歳)	650	900	—	2,700	500	700	—	2,700
65～74(歳)	600	850	—	2,700	500	700	—	2,700
75以上(歳)	550	800	—	2,700	450	650	—	2,700
妊 婦(付加量) 初期					+0	+0	—	—
中期					+0	+0	—	—
後期					+60	+80	—	—
授乳婦(付加量)					+300	+450	—	—

1 レチノール活性当量(μgRAE)＝レチノール(μg)＋β-カロテン(μg)×1/12＋α-カロテン(μg)×1/24＋β-クリプトキサンチン(μg)×1/24＋その他のプロビタミン A カロテノイド(μg)×1/24
2 プロビタミン A カロテノイドを含む.
3 プロビタミン A カロテノイドを含まない.

ビタミン D の食事摂取基準

(μg/日)[1]

性 別	男 性		女 性	
年齢等	目安量	耐容上限量	目安量	耐容上限量
0～ 5(月)	5.0	25	5.0	25
6～11(月)	5.0	25	5.0	25
1～ 2(歳)	3.0	20	3.5	20
3～ 5(歳)	3.5	30	4.0	30
6～ 7(歳)	4.5	30	5.0	30
8～ 9(歳)	5.0	40	6.0	40
10～11(歳)	6.5	60	8.0	60
12～14(歳)	8.0	80	9.5	80
15～17(歳)	9.0	90	8.5	90
18～29(歳)	8.5	100	8.5	100
30～49(歳)	8.5	100	8.5	100
50～64(歳)	8.5	100	8.5	100
65～74(歳)	8.5	100	8.5	100
75以上(歳)	8.5	100	8.5	100
妊 婦			8.5	—
授乳婦			8.5	—

1 日照により皮膚でビタミン D が産生されることを踏まえ，フレイル予防を図る者はもとより，全年齢区分を通じて，日常生活において可能な範囲内での適度な日光浴を心掛けるとともに，ビタミン D の摂取については，日照時間を考慮に入れることが重要である.

ビタミンEの食事摂取基準 (mg/日)[1]

性 別	男 性		女 性	
年齢等	目安量	耐容上限量	目安量	耐容上限量
0〜 5(月)	3.0	—	3.0	—
6〜11(月)	4.0	—	4.0	—
1〜 2(歳)	3.0	150	3.0	150
3〜 5(歳)	4.0	200	4.0	200
6〜 7(歳)	5.0	300	5.0	300
8〜 9(歳)	5.0	350	5.0	350
10〜11(歳)	5.5	450	5.5	450
12〜14(歳)	6.5	650	6.0	600
15〜17(歳)	7.0	750	5.5	650
18〜29(歳)	6.0	850	5.0	650
30〜49(歳)	6.0	900	5.5	700
50〜64(歳)	7.0	850	6.0	700
65〜74(歳)	7.0	850	6.5	650
75 以上(歳)	6.5	750	6.5	650
妊 婦			6.5	—
授乳婦			7.0	—

1 α–トコフェロールについて算定した．α–トコフェロール以外のビタミンEは含んでいない．

ビタミンKの食事摂取基準 (μg/日)

性 別	男 性	女 性
年齢等	目安量	目安量
0〜 5(月)	4	4
6〜11(月)	7	7
1〜 2(歳)	50	60
3〜 5(歳)	60	70
6〜 7(歳)	80	90
8〜 9(歳)	90	110
10〜11(歳)	110	140
12〜14(歳)	140	170
15〜17(歳)	160	150
18〜29(歳)	150	150
30〜49(歳)	150	150
50〜64(歳)	150	150
65〜74(歳)	150	150
75 以上(歳)	150	150
妊 婦		150
授乳婦		150

ビタミンB$_1$の食事摂取基準 (mg/日)[1,2]

性 別	男 性			女 性		
年齢等	推定平均必要量	推奨量	目安量	推定平均必要量	推奨量	目安量
0〜 5(月)	—	—	0.1	—	—	0.1
6〜11(月)	—	—	0.2	—	—	0.2
1〜 2(歳)	0.4	0.5	—	0.4	0.5	—
3〜 5(歳)	0.6	0.7	—	0.6	0.7	—
6〜 7(歳)	0.7	0.8	—	0.7	0.8	—
8〜 9(歳)	0.8	1.0	—	0.8	0.9	—
10〜11(歳)	1.0	1.2	—	0.9	1.1	—
12〜14(歳)	1.2	1.4	—	1.1	1.3	—
15〜17(歳)	1.3	1.5	—	1.0	1.2	—
18〜29(歳)	1.2	1.4	—	0.9	1.1	—
30〜49(歳)	1.2	1.4	—	0.9	1.1	—
50〜64(歳)	1.1	1.3	—	0.9	1.1	—
65〜74(歳)	1.1	1.3	—	0.9	1.1	—
75 以上(歳)	1.0	1.2	—	0.8	0.9	—
妊 婦(付加量)				+0.2	+0.2	—
授乳婦(付加量)				+0.2	+0.2	—

1 チアミン塩化物塩酸塩(分子量＝ 337.3)の重量として示した．
2 身体活動レベルⅡの推定エネルギー必要量を用いて算定した．
特記事項：推定平均必要量は，ビタミンB$_1$の欠乏症である脚気を予防するに足る最小必要量からではなく，尿中にビタミンB$_1$の排泄量が増大し始める摂取量(体内飽和量)から算定．

ビタミン B₂ の食事摂取基準

$(mg/日)^1$

性　別	男　性			女　性		
年齢等	推定平均必要量	推奨量	目安量	推定平均必要量	推奨量	目安量
0〜 5（月）	—	—	0.3	—	—	0.3
6〜11（月）	—	—	0.4	—	—	0.4
1〜 2（歳）	0.5	0.6	—	0.5	0.5	—
3〜 5（歳）	0.7	0.8	—	0.6	0.8	—
6〜 7（歳）	0.8	0.9	—	0.7	0.9	—
8〜 9（歳）	0.9	1.1	—	0.9	1.0	—
10〜11（歳）	1.1	1.4	—	1.0	1.3	—
12〜14（歳）	1.3	1.6	—	1.2	1.4	—
15〜17（歳）	1.4	1.7	—	1.2	1.4	—
18〜29（歳）	1.3	1.6	—	1.0	1.2	—
30〜49（歳）	1.3	1.6	—	1.0	1.2	—
50〜64（歳）	1.2	1.5	—	1.0	1.2	—
65〜74（歳）	1.2	1.5	—	1.0	1.2	—
75 以上（歳）	1.1	1.3	—	0.9	1.0	—
妊　婦（付加量）				+0.2	+0.3	—
授乳婦（付加量）				+0.5	+0.6	—

1　身体活動レベルⅡの推定エネルギー必要量を用いて算定した.
特記事項：推定平均必要量は，ビタミン B₂ の欠乏症である口唇炎，口角炎，舌炎などの皮膚炎を予防するに足る最小必要量からではなく，尿中
　　　　にビタミン B₂ の排泄量が増大し始める摂取量（体内飽和量）から算定.

ナイアシンの食事摂取基準

$(mgNE/日)^{1,2}$

性　別	男　性				女　性			
年齢等	推定平均必要量	推奨量	目安量	耐容上限量[3]	推定平均必要量	推奨量	目安量	耐容上限量[3]
0〜 5（月）[4]	—	—	2	—	—	—	2	—
6〜11（月）	—	—	3	—	—	—	3	—
1〜 2（歳）	5	6	—	60（15）	4	5	—	60（15）
3〜 5（歳）	6	8	—	80（20）	6	7	—	80（20）
6〜 7（歳）	7	9	—	100（30）	7	8	—	100（30）
8〜 9（歳）	9	11	—	150（35）	8	10	—	150（35）
10〜11（歳）	11	13	—	200（45）	10	10	—	150（45）
12〜14（歳）	12	15	—	250（60）	12	14	—	250（60）
15〜17（歳）	14	17	—	300（70）	11	13	—	250（65）
18〜29（歳）	13	15	—	300（80）	9	11	—	250（65）
30〜49（歳）	13	15	—	350（85）	10	12	—	250（65）
50〜64（歳）	12	14	—	350（85）	9	11	—	250（65）
65〜74（歳）	12	14	—	300（80）	9	11	—	250（65）
75 以上（歳）	11	13	—	300（75）	9	10	—	250（60）
妊　婦（付加量）					+0	+0	—	—
授乳婦（付加量）					+3	+3	—	—

1　ナイアシン当量（NE）＝ナイアシン＋ 1/60 トリプトファンで示した.
2　身体活動レベルⅡの推定エネルギー必要量を用いて算定した.
3　ニコチンアミドの重量（mg/日），（　）内はニコチン酸の重量（mg/日）.
4　単位は mg/日.

ビタミン B₆ の食事摂取基準

$(mg/日)^1$

性　別	男　性				女　性			
年齢等	推定平均必要量	推奨量	目安量	耐容上限量[2]	推定平均必要量	推奨量	目安量	耐容上限量[2]
0〜 5（月）	—	—	0.2	—	—	—	0.2	—
6〜11（月）	—	—	0.3	—	—	—	0.3	—
1〜 2（歳）	0.4	0.5	—	10	0.4	0.5	—	10
3〜 5（歳）	0.5	0.6	—	15	0.5	0.6	—	15
6〜 7（歳）	0.7	0.8	—	20	0.6	0.7	—	20
8〜 9（歳）	0.8	0.9	—	25	0.8	0.9	—	25
10〜11（歳）	1.0	1.1	—	30	1.0	1.1	—	30
12〜14（歳）	1.2	1.4	—	40	1.0	1.3	—	40
15〜17（歳）	1.2	1.5	—	50	1.0	1.3	—	45
18〜29（歳）	1.1	1.4	—	55	1.0	1.1	—	45
30〜49（歳）	1.1	1.4	—	60	1.0	1.1	—	45
50〜64（歳）	1.1	1.4	—	55	1.0	1.1	—	45
65〜74（歳）	1.1	1.4	—	50	1.0	1.1	—	40
75 以上（歳）	1.1	1.4	—	50	1.0	1.1	—	40
妊　婦（付加量）					+0.2	+0.2	—	—
授乳婦（付加量）					+0.3	+0.3	—	—

1　たんぱく質の推奨量を用いて算定した（妊婦・授乳婦の付加量は除く）.
2　ピリドキシン（分子量＝ 169.2）の重量として示した.

ビタミン B₁₂ の食事摂取基準

$(\mu g/日)^1$

性　別	男　性			女　性		
年齢等	推定平均必要量	推奨量	目安量	推定平均必要量	推奨量	目安量
0〜 5（月）	—	—	0.4	—	—	0.4
6〜11（月）	—	—	0.5	—	—	0.5
1〜 2（歳）	0.8	0.9	—	0.8	0.9	—
3〜 5（歳）	0.9	1.1	—	0.9	1.1	—
6〜 7（歳）	1.1	1.3	—	1.1	1.3	—
8〜 9（歳）	1.3	1.6	—	1.3	1.6	—
10〜11（歳）	1.6	1.9	—	1.6	1.9	—
12〜14（歳）	2.0	2.4	—	2.0	2.4	—
15〜17（歳）	2.0	2.4	—	2.0	2.4	—
18〜29（歳）	2.0	2.4	—	2.0	2.4	—
30〜49（歳）	2.0	2.4	—	2.0	2.4	—
50〜64（歳）	2.0	2.4	—	2.0	2.4	—
65〜74（歳）	2.0	2.4	—	2.0	2.4	—
75 以上（歳）	2.0	2.4	—	2.0	2.4	—
妊　婦（付加量）				+0.3	+0.4	—
授乳婦（付加量）				+0.7	+0.8	—

1　シアノコバラミン（分子量＝ 1,355.37）の重量として示した.

葉酸の食事摂取基準

$(\mu g/日)^1$

性別	男性				女性			
年齢等	推定平均必要量	推奨量	目安量	耐容上限量[2]	推定平均必要量	推奨量	目安量	耐容上限量[2]
0～ 5（月）	—	—	40	—	—	—	40	—
6～11（月）	—	—	60	—	—	—	60	—
1～ 2（歳）	80	90	—	200	90	90	—	200
3～ 5（歳）	90	110	—	300	90	110	—	300
6～ 7（歳）	110	140	—	400	110	140	—	400
8～ 9（歳）	130	160	—	500	130	160	—	500
10～11（歳）	160	190	—	700	160	190	—	700
12～14（歳）	200	240	—	900	200	240	—	900
15～17（歳）	220	240	—	900	200	240	—	900
18～29（歳）	200	240	—	900	200	240	—	900
30～49（歳）	200	240	—	1,000	200	240	—	1,000
50～64（歳）	200	240	—	1,000	200	240	—	1,000
65～74（歳）	200	240	—	900	200	240	—	900
75 以上（歳）	200	240	—	900	200	240	—	900
妊 婦（付加量）[3,4]					+200	+240	—	—
授乳婦（付加量）					+80	+100	—	—

1 プテロイルモノグルタミン酸（分子量＝ 441.40）の重量として示した.
2 通常の食品以外の食品に含まれる葉酸（狭義の葉酸）に適用する.
3 妊娠を計画している女性, 妊娠の可能性がある女性及び妊娠初期の妊婦は, 胎児の神経管閉鎖障害のリスク低減のために, 通常の食品以外の食品に含まれる葉酸（狭義の葉酸）を $400 \mu g$/日摂取することが望まれる.
4 付加量は, 中期及び後期にのみ設定した.

パントテン酸の食事摂取基準 (mg/日)

性別	男性	女性
年齢等	目安量	目安量
0～ 5（月）	4	4
6～11（月）	5	5
1～ 2（歳）	3	4
3～ 5（歳）	4	4
6～ 7（歳）	5	5
8～ 9（歳）	6	5
10～11（歳）	6	6
12～14（歳）	7	6
15～17（歳）	7	6
18～29（歳）	5	5
30～49（歳）	5	5
50～64（歳）	6	5
65～74（歳）	6	5
75 以上（歳）	6	5
妊 婦		5
授乳婦		6

ビオチンの食事摂取基準 (μg/日)

性別	男性	女性
年齢等	目安量	目安量
0～ 5（月）	4	4
6～11（月）	5	5
1～ 2（歳）	20	20
3～ 5（歳）	20	20
6～ 7（歳）	30	30
8～ 9（歳）	30	30
10～11（歳）	40	40
12～14（歳）	50	50
15～17（歳）	50	50
18～29（歳）	50	50
30～49（歳）	50	50
50～64（歳）	50	50
65～74（歳）	50	50
75 以上（歳）	50	50
妊 婦		50
授乳婦		50

ビタミンＣの食事摂取基準 (mg/日)[1]

性 別	男 性			女 性		
年齢等	推定平均必要量	推奨量	目安量	推定平均必要量	推奨量	目安量
0〜 5(月)	—	—	40	—	—	40
6〜11(月)	—	—	40	—	—	40
1〜 2(歳)	35	40	—	35	40	—
3〜 5(歳)	40	50	—	40	50	—
6〜 7(歳)	50	60	—	50	60	—
8〜 9(歳)	60	70	—	60	70	—
10〜11(歳)	70	85	—	70	85	—
12〜14(歳)	85	100	—	85	100	—
15〜17(歳)	85	100	—	85	100	—
18〜29(歳)	85	100	—	85	100	—
30〜49(歳)	85	100	—	85	100	—
50〜64(歳)	85	100	—	85	100	—
65〜74(歳)	80	100	—	80	100	—
75以上(歳)	80	100	—	80	100	—
妊 婦(付加量)				+10	+10	—
授乳婦(付加量)				+40	+45	—

1 ʟ-アスコルビン酸(分子量＝ 176.12)の重量で示した.
特記事項：推定平均必要量は，ビタミンＣの欠乏症である壊血病を予防するに足る最小量からではなく，心臓血管系の疾病予防効果及び抗酸化作用の観点から算定.

ナトリウムの食事摂取基準 (mg/日，( )は食塩相当量 [g/日])[1]

性 別	男 性			女 性		
年齢等	推定平均必要量	目安量	目標量	推定平均必要量	目安量	目標量
0〜 5(月)	—	100 (0.3)	—	—	100 (0.3)	—
6〜11(月)	—	600 (1.5)	—	—	600 (1.5)	—
1〜 2(歳)	—	—	(3.0 未満)	—	—	(3.0 未満)
3〜 5(歳)	—	—	(3.5 未満)	—	—	(3.5 未満)
6〜 7(歳)	—	—	(4.5 未満)	—	—	(4.5 未満)
8〜 9(歳)	—	—	(5.0 未満)	—	—	(5.0 未満)
10〜11(歳)	—	—	(6.0 未満)	—	—	(6.0 未満)
12〜14(歳)	—	—	(7.0 未満)	—	—	(6.5 未満)
15〜17(歳)	—	—	(7.5 未満)	—	—	(6.5 未満)
18〜29(歳)	600 (1.5)	—	(7.5 未満)	600 (1.5)	—	(6.5 未満)
30〜49(歳)	600 (1.5)	—	(7.5 未満)	600 (1.5)	—	(6.5 未満)
50〜64(歳)	600 (1.5)	—	(7.5 未満)	600 (1.5)	—	(6.5 未満)
65〜74(歳)	600 (1.5)	—	(7.5 未満)	600 (1.5)	—	(6.5 未満)
75以上(歳)	600 (1.5)	—	(7.5 未満)	600 (1.5)	—	(6.5 未満)
妊 婦				600 (1.5)	—	(6.5 未満)
授乳婦				600 (1.5)	—	(6.5 未満)

1 高血圧及び慢性腎臓病(CKD)の重症化予防のための食塩相当量は，成人の男女とも 6.0 g/日未満とした.

カリウムの食事摂取基準

(mg/日)

性別	男性		女性	
年齢等	目安量	目標量	目安量	目標量
0～ 5（月）	400	—	400	—
6～11（月）	700	—	700	—
1～ 2（歳）	900	—	900	—
3～ 5（歳）	1,000	1,400 以上	1,000	1,400 以上
6～ 7（歳）	1,300	1,800 以上	1,200	1,800 以上
8～ 9（歳）	1,500	2,000 以上	1,500	2,000 以上
10～11（歳）	1,800	2,200 以上	1,800	2,000 以上
12～14（歳）	2,300	2,400 以上	1,900	2,400 以上
15～17（歳）	2,700	3,000 以上	2,000	2,600 以上
18～29（歳）	2,500	3,000 以上	2,000	2,600 以上
30～49（歳）	2,500	3,000 以上	2,000	2,600 以上
50～64（歳）	2,500	3,000 以上	2,000	2,600 以上
65～74（歳）	2,500	3,000 以上	2,000	2,600 以上
75 以上（歳）	2,500	3,000 以上	2,000	2,600 以上
妊婦			2,000	2,600 以上
授乳婦			2,200	2,600 以上

カルシウムの食事摂取基準

(mg/日)

性別	男性				女性			
年齢等	推定平均必要量	推奨量	目安量	耐容上限量	推定平均必要量	推奨量	目安量	耐容上限量
0～ 5（月）	—	—	200	—	—	—	200	—
6～11（月）	—	—	250	—	—	—	250	—
1～ 2（歳）	350	450	—	—	350	400	—	—
3～ 5（歳）	500	600	—	—	450	550	—	—
6～ 7（歳）	500	600	—	—	450	550	—	—
8～ 9（歳）	550	650	—	—	600	750	—	—
10～11（歳）	600	700	—	—	600	750	—	—
12～14（歳）	850	1,000	—	—	700	800	—	—
15～17（歳）	650	800	—	—	550	650	—	—
18～29（歳）	650	800	—	2,500	550	650	—	2,500
30～49（歳）	600	750	—	2,500	550	650	—	2,500
50～64（歳）	600	750	—	2,500	550	650	—	2,500
65～74（歳）	600	750	—	2,500	550	650	—	2,500
75 以上（歳）	600	700	—	2,500	500	600	—	2,500
妊婦（付加量）					+0	+0	—	—
授乳婦（付加量）					+0	+0	—	—

マグネシウムの食事摂取基準 (mg/日)

性 別	男 性				女 性			
年齢等	推定平均必要量	推奨量	目安量	耐容上限量[1]	推定平均必要量	推奨量	目安量	耐容上限量[1]
0～ 5（月）	—	—	20	—	—	—	20	—
6～11（月）	—	—	60	—	—	—	60	—
1～ 2（歳）	60	70	—	—	60	70	—	—
3～ 5（歳）	80	100	—	—	80	100	—	—
6～ 7（歳）	110	130	—	—	110	130	—	—
8～ 9（歳）	140	170	—	—	140	160	—	—
10～11（歳）	180	210	—	—	180	220	—	—
12～14（歳）	250	290	—	—	240	290	—	—
15～17（歳）	300	360	—	—	260	310	—	—
18～29（歳）	280	340	—	—	230	270	—	—
30～49（歳）	310	370	—	—	240	290	—	—
50～64（歳）	310	370	—	—	240	290	—	—
65～74（歳）	290	350	—	—	230	280	—	—
75 以上（歳）	270	320	—	—	220	260	—	—
妊 婦（付加量）					+30	+40	—	—
授乳婦（付加量）					+0	+0	—	—

1 通常の食品以外からの摂取量の耐容上限量は，成人の場合 350 mg/日，小児では 5 mg/kg 体重/日とした．それ以外の通常の食品からの摂取の場合，耐容上限量は設定しない．

リンの食事摂取基準 (mg/日)

性 別	男 性		女 性	
年齢等	目安量	耐容上限量	目安量	耐容上限量
0～ 5（月）	120	—	120	—
6～11（月）	260	—	260	—
1～ 2（歳）	500	—	500	—
3～ 5（歳）	700	—	700	—
6～ 7（歳）	900	—	800	—
8～ 9（歳）	1,000	—	1,000	—
10～11（歳）	1,100	—	1,000	—
12～14（歳）	1,200	—	1,000	—
15～17（歳）	1,200	—	900	—
18～29（歳）	1,000	3,000	800	3,000
30～49（歳）	1,000	3,000	800	3,000
50～64（歳）	1,000	3,000	800	3,000
65～74（歳）	1,000	3,000	800	3,000
75 以上（歳）	1,000	3,000	800	3,000
妊 婦			800	—
授乳婦			800	—

鉄の食事摂取基準

(mg/日)

性　別	男　性				女　性					
					月経なし		月経あり			
年齢等	推定平均必要量	推奨量	目安量	耐容上限量	推定平均必要量	推奨量	推定平均必要量	推奨量	目安量	耐容上限量
0 〜 5（月）	―	―	0.5	―	―	―	―	―	0.5	―
6 〜 11（月）	3.5	5.0	―	―	3.5	4.5	―	―	―	―
1 〜 2（歳）	3.0	4.5	―	25	3.0	4.5	―	―	―	20
3 〜 5（歳）	4.0	5.5	―	25	4.0	5.5	―	―	―	25
6 〜 7（歳）	5.0	5.5	―	30	4.5	5.5	―	―	―	30
8 〜 9（歳）	6.0	7.0	―	35	6.0	7.5	―	―	―	35
10 〜 11（歳）	7.0	8.5	―	35	7.0	8.5	10.0	12.0	―	35
12 〜 14（歳）	8.0	10.0	―	40	7.0	8.5	10.0	12.0	―	40
15 〜 17（歳）	8.0	10.0	―	50	5.5	7.0	8.5	10.5	―	40
18 〜 29（歳）	6.5	7.5	―	50	5.5	6.5	8.5	10.5	―	40
30 〜 49（歳）	6.5	7.5	―	50	5.5	6.5	9.0	10.5	―	40
50 〜 64（歳）	6.5	7.5	―	50	5.5	6.5	9.0	11.0	―	40
65 〜 74（歳）	6.0	7.5	―	50	5.0	6.0	―	―	―	40
75 以上（歳）	6.0	7.0	―	50	5.0	6.0	―	―	―	40
妊　婦（付加量）初期					+2.0	+2.5	―	―	―	―
中期・後期					+8.0	+9.5	―	―	―	―
授乳婦（付加量）					+2.0	+2.5	―	―	―	―

亜鉛の食事摂取基準

(mg/日)

性　別	男　性				女　性			
年齢等	推定平均必要量	推奨量	目安量	耐容上限量	推定平均必要量	推奨量	目安量	耐容上限量
0 〜 5（月）	―	―	2	―	―	―	2	―
6 〜 11（月）	―	―	3	―	―	―	3	―
1 〜 2（歳）	3	3	―	―	2	3	―	―
3 〜 5（歳）	3	4	―	―	3	3	―	―
6 〜 7（歳）	4	5	―	―	3	4	―	―
8 〜 9（歳）	5	6	―	―	4	5	―	―
10 〜 11（歳）	6	7	―	―	5	6	―	―
12 〜 14（歳）	9	10	―	―	7	8	―	―
15 〜 17（歳）	10	12	―	―	7	8	―	―
18 〜 29（歳）	9	11	―	40	7	8	―	35
30 〜 49（歳）	9	11	―	45	7	8	―	35
50 〜 64（歳）	9	11	―	45	7	8	―	35
65 〜 74（歳）	9	11	―	40	7	8	―	35
75 以上（歳）	9	10	―	40	6	8	―	30
妊　婦（付加量）					+1	+2	―	―
授乳婦（付加量）					+3	+4	―	―

銅の食事摂取基準

(mg/日)

性　別	男　性				女　性			
年齢等	推定平均 必要量	推奨量	目安量	耐容 上限量	推定平均 必要量	推奨量	目安量	耐容 上限量
0〜 5（月）	—	—	0.3	—	—	—	0.3	—
6〜11（月）	—	—	0.3	—	—	—	0.3	—
1〜 2（歳）	0.3	0.3	—	—	0.2	0.3	—	—
3〜 5（歳）	0.3	0.4	—	—	0.3	0.3	—	—
6〜 7（歳）	0.4	0.4	—	—	0.4	0.4	—	—
8〜 9（歳）	0.4	0.5	—	—	0.4	0.5	—	—
10〜11（歳）	0.5	0.6	—	—	0.5	0.6	—	—
12〜14（歳）	0.7	0.8	—	—	0.6	0.8	—	—
15〜17（歳）	0.8	0.9	—	—	0.6	0.7	—	—
18〜29（歳）	0.7	0.9	—	7	0.6	0.7	—	7
30〜49（歳）	0.7	0.9	—	7	0.6	0.7	—	7
50〜64（歳）	0.7	0.9	—	7	0.6	0.7	—	7
65〜74（歳）	0.7	0.9	—	7	0.6	0.7	—	7
75 以上（歳）	0.7	0.8	—	7	0.6	0.7	—	7
妊　婦（付加量）					+0.1	+0.1	—	—
授乳婦（付加量）					+0.5	+0.6	—	—

マンガンの食事摂取基準

(mg/日)

性　別	男　性		女　性	
年齢等	目安量	耐容上限量	目安量	耐容上限量
0〜 5（月）	0.01	—	0.01	—
6〜11（月）	0.5	—	0.5	—
1〜 2（歳）	1.5	—	1.5	—
3〜 5（歳）	1.5	—	1.5	—
6〜 7（歳）	2.0	—	2.0	—
8〜 9（歳）	2.5	—	2.5	—
10〜11（歳）	3.0	—	3.0	—
12〜14（歳）	4.0	—	4.0	—
15〜17（歳）	4.5	—	3.5	—
18〜29（歳）	4.0	11	3.5	11
30〜49（歳）	4.0	11	3.5	11
50〜64（歳）	4.0	11	3.5	11
65〜74（歳）	4.0	11	3.5	11
75 以上（歳）	4.0	11	3.5	11
妊　婦			3.5	—
授乳婦			3.5	—

ヨウ素の食事摂取基準

(µg/日)

性 別	男 性				女 性			
年齢等	推定平均必要量	推奨量	目安量	耐容上限量	推定平均必要量	推奨量	目安量	耐容上限量
0～ 5（月）	—	—	100	250	—	—	100	250
6～11（月）	—	—	130	250	—	—	130	250
1～ 2（歳）	35	50	—	300	35	50	—	300
3～ 5（歳）	45	60	—	400	45	60	—	400
6～ 7（歳）	55	75	—	550	55	75	—	550
8～ 9（歳）	65	90	—	700	65	90	—	700
10～11（歳）	80	110	—	900	80	110	—	900
12～14（歳）	95	140	—	2,000	95	140	—	2,000
15～17（歳）	100	140	—	3,000	100	140	—	3,000
18～29（歳）	95	130	—	3,000	95	130	—	3,000
30～49（歳）	95	130	—	3,000	95	130	—	3,000
50～64（歳）	95	130	—	3,000	95	130	—	3,000
65～74（歳）	95	130	—	3,000	95	130	—	3,000
75 以上（歳）	95	130	—	3,000	95	130	—	3,000
妊 婦（付加量）					+75	+110	—	—[1]
授乳婦（付加量）					+100	+140	—	—[1]

1 妊婦及び授乳婦の耐容上限量は，2,000 µg/日とした．

セレンの食事摂取基準

(µg/日)

性 別	男 性				女 性			
年齢等	推定平均必要量	推奨量	目安量	耐容上限量	推定平均必要量	推奨量	目安量	耐容上限量
0～ 5（月）	—	—	15	—	—	—	15	—
6～11（月）	—	—	15	—	—	—	15	—
1～ 2（歳）	10	10	—	100	10	10	—	100
3～ 5（歳）	10	15	—	100	10	10	—	100
6～ 7（歳）	15	15	—	150	15	15	—	150
8～ 9（歳）	15	20	—	200	15	20	—	200
10～11（歳）	20	25	—	250	20	25	—	250
12～14（歳）	25	30	—	350	25	30	—	300
15～17（歳）	30	35	—	400	20	25	—	350
18～29（歳）	25	30	—	450	20	25	—	350
30～49（歳）	25	30	—	450	20	25	—	350
50～64（歳）	25	30	—	450	20	25	—	350
65～74（歳）	25	30	—	450	20	25	—	350
75 以上（歳）	25	30	—	400	20	25	—	350
妊 婦（付加量）					+5	+5	—	—
授乳婦（付加量）					+15	+20	—	—

クロムの食事摂取基準

(μg/日)

性別	男性		女性	
年齢等	目安量	耐容上限量	目安量	耐容上限量
0〜 5(月)	0.8	—	0.8	—
6〜11(月)	1.0	—	1.0	—
1〜 2(歳)	—	—	—	—
3〜 5(歳)	—	—	—	—
6〜 7(歳)	—	—	—	—
8〜 9(歳)	—	—	—	—
10〜11(歳)	—	—	—	—
12〜14(歳)	—	—	—	—
15〜17(歳)	—	—	—	—
18〜29(歳)	10	500	10	500
30〜49(歳)	10	500	10	500
50〜64(歳)	10	500	10	500
65〜74(歳)	10	500	10	500
75 以上(歳)	10	500	10	500
妊 婦			10	—
授乳婦			10	—

モリブデンの食事摂取基準

(μg/日)

性別	男性				女性			
年齢等	推定平均必要量	推奨量	目安量	耐容上限量	推定平均必要量	推奨量	目安量	耐容上限量
0〜 5(月)	—	—	2	—	—	—	2	—
6〜11(月)	—	—	5	—	—	—	5	—
1〜 2(歳)	10	10	—	—	10	10	—	—
3〜 5(歳)	10	10	—	—	10	10	—	—
6〜 7(歳)	10	15	—	—	10	15	—	—
8〜 9(歳)	15	20	—	—	15	15	—	—
10〜11(歳)	15	20	—	—	15	20	—	—
12〜14(歳)	20	25	—	—	20	25	—	—
15〜17(歳)	25	30	—	—	20	25	—	—
18〜29(歳)	20	30	—	600	20	25	—	500
30〜49(歳)	25	30	—	600	20	25	—	500
50〜64(歳)	25	30	—	600	20	25	—	500
65〜74(歳)	20	30	—	600	20	25	—	500
75 以上(歳)	20	25	—	600	20	25	—	500
妊 婦(付加量)					+0	+0	—	—
授乳婦(付加量)					+3	+3	—	—

参考書

詳しく調べたい人への推薦参考書

- 栄養科学の歴史　安本教傳ほか著，講談社，2013
- 栄養学史　島薗順雄著，朝倉書店，1978
- 総合栄養学事典　吉川春寿ほか編，同文書院，1994
- 日本人の食事摂取基準（2020年版）　厚生労働省，2020
- 国民健康・栄養の現状　厚生労働省国民健康・栄養調査報告より　国立健康・栄養研究所監，第一出版，各年版
- 国民生活基礎調査　厚生労働省編，厚生労働統計協会，各年版
- 日本食品標準成分表2015年版（七訂）　文部科学省科学技術・学術審議会資源調査分科会編，全国官報販売協同組合，2015
- 日本食品標準成分表2015年版アミノ酸成分表編　文部科学省科学技術・学術審議会資源調査分科会編，全国官報販売協同組合，2015
- 分子栄養学　宮本賢一ほか編，講談社，2018

専門知識を必要とする人への推薦専門書

- 最新栄養学（第10版）　木村修一ほか翻訳監修，建帛社，2014
- 細胞の分子生物学（第5版）　中村桂子ほか監訳，ニュートンプレス，2010
- ヒトの分子遺伝学（第4版）　村松正實ほか監，メディカル・サイエンス・インターナショナル，2011
- Modern Nutrition in Health and Disease，A. C. Rossほか編，Lea & Febiger，2012
- Nutritional Biochemistry and Metabolism，M. C. Linder編，Prentice Hall，1991
- タンパク質・アミノ酸の新栄養学　岸恭一ほか編，講談社，2007
- タンパク質・アミノ酸の必要量　WHO/FAO/UNU合同専門協議会報告　日本アミノ酸学会翻訳小委員会ほか訳，医歯薬出版，2009
- ビタミンの新栄養学　柴田克己ほか編，講談社，2012

基礎栄養学 第4版 索引

編者紹介

木戸　康博（きど　やすひろ）

1979年　徳島大学医学部栄養学科卒業
1981年　徳島大学大学院栄養学研究科修了
現　在　京都府立大学 名誉教授

桑波田　雅士（くわはた　まさし）

1993年　徳島大学医学部栄養学科卒業
1998年　徳島大学大学院栄養学研究科博士後期課程修了
現　在　京都府立大学大学院生命環境科学研究科 教授

原田　永勝（はらだ　ながかつ）

1995年　徳島大学医学部栄養学科卒業
2000年　徳島大学大学院栄養学研究科博士前期課程修了
現　在　島根県立大学看護栄養学部健康栄養学科 教授

NDC 590　　207 p　　26 cm

栄養科学シリーズNEXT（えいようかがく）

基礎栄養学　第4版（きそえいようがく　だいはん）

2020年 3 月 25 日　第 1 刷発行
2024年 8 月 22 日　第 7 刷発行

編　者　木戸康博・桑波田雅士・原田永勝（きどやすひろ・くわはたまさし・はらだながかつ）
発行者　森田浩章
発行所　株式会社　講談社
　　　　〒 112-8001　東京都文京区音羽 2-12-21
　　　　　　販　売　(03)5395-4415
　　　　　　業　務　(03)5395-3615

KODANSHA

編　集　株式会社　講談社サイエンティフィク
　　　　代表　堀越俊一
　　　　〒 162-0825　東京都新宿区神楽坂 2-14　ノービィビル
　　　　　　編　集　(03)3235-3701

本文データ制作
カバー印刷　株式会社双文社印刷

本文・表紙印刷
製本　株式会社ＫＰＳプロダクツ

ISBN978-4-06-518043-3